Maria Störr

Hunde helfen heilen

Einsatzmöglichkeiten in
Physiotherapie, Ergotherapie und
Logopädie

KYNOS VERLAG

© 2011 KYNOS VERLAG Dr. Dieter Fleig GmbH
Konrad-Zuse-Straße 3
D-54552 Nerdlen/Daun
www.kynos-verlag.de

Bildnachweis: S.76: Störr, Maria; S.77 Abb.3: Störr, Maria; Abb.4: Schlorke, Thomas; S.78: Störr, Maria; S.79 Abb.7: Störr, Maria; S.80 Abb.9/10: Störr, Maria; S.80 Abb.11: Schlorke, Thomas; S.81-82: Klaxdorf, Ulla; S.82: Störr, Maria.

Gedruckt in Lettland

ISBN 978-3-942335-09-6

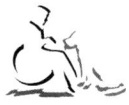

Mit dem Kauf dieses Buches unterstützen Sie die
Kynos Stiftung Hunde helfen Menschen.
www.kynos-stiftung.de

Das Werk einschließlich aller seiner Teile ist urheberrechtlich geschützt.
Jede Verwertung außerhalb der engen Grenzen des Urheberrechtsgesetzes ist ohne schriftliche Zustimmung des Verlages unzulässig und strafbar. Das gilt insbesondere für Vervielfältigungen, Übersetzungen, Mikroverfilmungen und die Einspeicherung und Verarbeitung in elektronischen Systemen

Haftungsausschluss
Die Benutzung dieses Buches und die Umsetzung der darin enthaltenen Informationen erfolgt ausdrücklich auf eigenes Risiko. Der Verlag und auch der Autor können für etwaige Unfälle und Schäden jeder Art, die sich bei der Umsetzung von im Buch beschriebenen Vorgehensweisen ergeben, aus keinem Rechtsgrund eine Haftung übernehmen. Rechts- und Schadenersatzansprüche sind ausgeschlossen. Das Werk inklusive aller Inhalte wurde unter größter Sorgfalt erarbeitet. Dennoch können Druckfehler und Falschinformationen nicht vollständig ausgeschlossen werden. Der Verlag und auch der Autor übernehmen keine Haftung für die Aktualität, Richtigkeit und Vollständigkeit der Inhalte des Buches, ebenso nicht für Druckfehler. Es kann keine juristische Verantwortung sowie Haftung in irgendeiner Form für fehlerhafte Angaben und daraus entstandenen Folgen vom Verlag bzw. Autor übernommen werden. Für die Inhalte von den in diesem Buch abgedruckten Internetseiten sind ausschließlich die Betreiber der jeweiligen Internetseiten verantwortlich.

Inhaltsverzeichnis

Vorwort von Dr. med Volker Rust   10

Vorwort der Autorin   12

1. Der Therapiehund   14

    1.1   Wie definiert die WHO den Begriff »Gesundheit«?   14
    1.2   Was ist ein Therapiehund?   15
    1.3   Wie kann der Therapiehund laut Definition der WHO helfen?   18
    1.4   Wo und unter welchen Bedingungen hilft ein Therapiehund?   19

2. Therapiehunde in der Logopädie   23

    2.1   Die Aufgaben der Logopädie   23
    2.2   Die Aufgaben des Hundes in der Logopädie   26
    2.3   Das Zusammenspiel Therapeut und Hund, konkrete Beispiele   27

3. Therapiehunde in der Ergotherapie   34

    3.1   Die Aufgaben der Ergotherapie   34
    3.2   Die Aufgaben des Hundes in der Ergotherapie   37
    3.3   Das Zusammenspiel Therapeut und Hund, konkrete Beispiele   39

4. Therapiehunde in der Physiotherapie   51

    4.1   Die Aufgaben der Physiotherapie   51
    4.2   Die Aufgaben des Hundes in der Physiotherapie   54
    4.3   Das Zusammenspiel Therapeut und Hund,
            konkrete Beispiele   55

5. Therapiehunde bei apallischem Syndrom, Phase F   68

    5.1   Das apallische Syndrom, Phase F   68
    5.2   Der Beispielpatient   69
    5.3   Therapieberichte   72
    5.4   Zusammenfassung der Arbeit des Hundes   98

6. Therapiehunde bei demenziell Erkrankten   100

    6.1   Die Demenz   100
    6.2   Der Beispielpatient   103
    6.3   Therapieberichte   105
    6.4   Zusammenfassung der Arbeit des Hundes   115

7. Therapiehunde bei frühkindlicher Hirnschädigung mit infantiler Epilepsie und daraus folgenden Entwicklungsstörungen   116

    7.1   Die frühkindliche Hirnschädigung   116
    7.2   Der Beispielpatient   118
    7.3   Therapieberichte   120
    7.4   Zusammenfassung der Arbeit des Hundes   125

8. Therapiehunde bei Apoplex — 127

- 8.1 Der Schlaganfall — 127
- 8.2 Der Beispielpatient — 129
- 8.3 Therapieberichte — 130
- 8.4 Zusammenfassung der Arbeit des Hundes — 134

9. Qualitätsmanagement und Dokumentation — 135

- 9.1 Qualitätsmanagement in der hundgestützten Therapie — 135
- 9.2 Persönlicher Hintergrund — 139
- 9.3 Dokumentationsvorlage — 140

10. Spiegelbilder — 143

11. Über die Autorin — 145

12. Quellenangaben und Literaturhinweise — 146

13. Index — 147

Vorwort

Der Titel des Buches wirkt kurz, ist aber facettenreich und wirft sofort eine Frage auf – können Hunde an der Heilung von Patienten im medizinisch-humanistischen Sinne beteiligt sein? Die Autorin dieses Buches versteht es in beispielhaft verständlicher Weise, ohne jeden Abstrich am fachlichen Fundament, diese Frage mit einem klaren »Ja« zu beantworten und den Leser als Sympathisanten bzw. Mitstreiter zu gewinnen.

Der Hund ist ein Begleiter des Menschen geworden, über dessen Bedeutung nichts ergänzt werden muss. Zwei Dinge sind unbedingt kritisch anzumerken: Der Hund ist kein Spielzeug und auch keine Sache. Letzteres ist im Rechtssystem noch so verankert, 1990 wurde zumindest das »Gesetz zur Verbesserung der Rechtsstellung des Tieres im Bürgerlichen Recht« verabschiedet.

In der Geschichte nimmt der Hund als ältestes Haustier des Menschen wichtige Stellungen auch im religiösen und ritualen Bereich ein. So verliehen die Ägypter teilweise ihren Göttern ein hundähnliches Aussehen, was auf eine hohe Wertschätzung schließen lässt. Erwähnung findet der Hund auch in Fabeln, Geschichten und anderen literarischen Dokumenten des Altertums. So wird Odysseus in der von Homer überlieferten Szene seiner Heimkehr nur von seinem Hund wiedererkannt. Dies spiegelt das innige und vertrauensvolle Verhältnis zwischen Mensch und Tier bereits in der Antikenwelt wider.

Unbestritten ist die große Bedeutung des Hundes als Helfer des Menschen in der heutigen Zeit. Hier seien nur die Blindenhunde und Fährtenhunde erwähnt. Der Mensch ist auf der Suche nach neuen und segensreichen Möglichkeiten des Heilens weit vorangekommen. Er bedient sich dabei insbesondere technischer Möglichkeiten und aller Ressourcen der natürlichen Umwelt. Die Erkenntnisse über die Grundlagen unserer Lebensstrukturen ermöglichen der Pharmaindustrie zunehmend hochwirksame Medikamente zu entwickeln. Überwiegend geht es bei all diesen Dingen um den somatisch-körperlichen Bereich des Heilens, im Bereich des psychischen Leidens besteht noch ein hoher Bedarf an wirksamen Heilmethoden.

In unserer reizüberfluteten und schnelllebigen Welt besteht die Gefahr, dass unsere Gefühlswelt aus dem Gleichgewicht gerät und unsere emotionale Situation nicht mehr zu einem echten Wohlbefinden führt. Mit dieser Situation hat bereits der sich gesund fühlende Mensch teilweise Probleme, erst recht betrifft es den mit den Folgen einer Erkrankung konfrontierten Patienten. Schwerwiegende Erkrankungen bedingen immer auch seelisches Leid. Der Patient bedarf möglichst rasch psychischer Hilfe, um in seiner teilweise ausweglosen Situation Wohlbefinden erleben zu können. Hierbei kommt dem Tiertherapeuten mit seinem Therapiehund eine große Bedeutung zu. Der Therapiehund schafft es als Co-Therapeut beispielsweise, Patienten mit Demenz aus der Teilnahmslosigkeit für kurze Zeit ins Leben zurückzuholen.

Die große Bedeutung der echten Teamarbeit zwischen Therapiehund und Therapiehundeführer (Therapeuten) wird von der Autorin sehr gut herausgearbeitet. Hier liegt ein grundsätzlicher Pfeiler für den Erfolg eines solchen Therapieangebotes – das Team Therapeut und Hund verschmilzt zu einer Einheit, die von dem hilfebedürftigen Patienten auch als solche wahrgenommen wird. Bei der Lektüre dieses Buches ist eines sofort erkennbar – hier äußert sich jemand, der aus der Praxis kommend etwas für die Praxis zu sagen hat. Als Tiertherapeut sollte man bereit sein, ein Stückchen Kompetenz an seinen Helfer abzugeben. Gleichzeitig hat man aber das Glück, gemeinsam mit seinem Helfer den Dank des Patienten zu erleben.

Dr. med Volker Rust
Ärztlicher Direktor des Fachklinikums Brandis,
FA für Neurologie und Psychiatrie, Sozialmedizin/Rehabilitationswesen,
Hyperbarmedizin, Taucherarzt

Vorwort der Autorin

Liebe Leserinnen, liebe Leser,

ich freue mich sehr, dass Sie an dem sehr interessanten Thema der hundgestützten Therapie Interesse haben und hoffe, Ihnen mit dem vorliegenden Buch viele Fragen beantworten zu können und neue Denkansätze vermitteln zu können.

Zum Thema der hundgestützten Interventionen sind bisher einige Bücher erschienen, deshalb möchte ich Ihnen das besondere Anliegen dieses Buches erklären:

Zum einen werden in diesem Buch nur therapeutische Aspekte erläutert. Es geht weder um Interventionen, noch um Fördermaßnahmen, noch um Pädagogik. In diesem Buch werden die klinischen Bereiche der Physiotherapie, Ergotherapie und Logopädie erläutert.

Zum anderen habe ich versucht, Ihnen anhand von realitätsbezogenen und wahrheitstreuen Therapieberichten bezüglich verschiedener Diagnosen und Hintergründe die Vorgehensweise der hundgestützten Therapie aufzuzeigen. Diese Aufzeichnungen sind sehr detailliert und geben Anweisungen und Erläuterungen, die den Therapieprozess ins Licht rücken.

Es ist allgemein bekannt, dass Hunde eine positive Wirkung auf die Gesundheit des Menschen haben. In diesem Buch werden Sie erfahren, wie genau die Therapien zu planen, durchzuführen und zu evaluieren sind. Der große Schatten um den Inhalt der hundgestützten Therapie, um die Frage »Wie hilft der Hund nun wirklich?« wird in diesem Buch geklärt.

Ich bitte Sie um Nachsicht, dass Sie im einleitenden Kapitel trotz allem nicht um theoretisches und allgemeines Wissen herumkommen. Beim aufmerksamen Lesen wird Ihnen aber deutlich werden, in welch wichtiger Verbindung gerade die einfachsten Grundsätze der hundgestützten Therapie mit den kompliziertesten Therapieverfahren stehen.

Ich möchte Sie nun einladen, in das komplexe Thema des »Hunde helfen heilen« einzusteigen und ein wenig Licht ins Dunkel zu bringen!

Maria Störr

1. Der Therapiehund

1.1 Wie definiert die WHO den Begriff »Gesundheit«?

Laut Weltgesundheitsorganisation (WHO) ist Gesundheit der Zustand vollkommenen körperlichen, psychischen und sozialen Wohlbefindens.

Der Mensch wird somit als eine Einheit betrachtet, es existieren also gemäß WHO drei Aspekte des menschlichen Seins. An erster Stelle wird der Körper des Menschen in all seiner Anatomie betrachtet, an zweiter Stelle wird die Seele des Menschen, also seine geistige Gesundheit genannt und an dritter Stelle steht die soziale Komponente. Nur wenn ein Mensch ohne körperliche und seelische Leiden existiert und zur Krönung auch noch in einem angenehmen sozialen Umfeld lebt, ist er nach Definition der Weltgesundheitsorganisation wahrhaft gesund. Andreas Mielck (2005, S. 53) beschreibt sogar, dass privilegierte Schichten in Deutschland eindeutig gesünder leben und eine längere Lebenserwartung haben als Menschen, die über geringere Bildung, Einkommen und Berufsstatus verfügen.

Ich habe diese Begriffsklärung aus zwei Gründen an erster Stelle aufgeführt. Zum einen regt sie zum Nachdenken an, denn wenn man sie sich vor Augen führt, sollte man meinen in seiner Umgebung keinen einzigen wirklich gesunden Menschen zu kennen, denn eines dieser drei Leiden hat fast jedes Lebewesen. Zum zweiten ist sie aber Grundlage für jede Arbeit mit einem Therapiehund und somit also auch Grundlage für dieses Buch.

Dafür gilt es aber noch zu klären, was denn nun eigentlich einen Therapiehund ausmacht …

1.2 Was ist ein Therapiehund?

Ein Therapiehund ist ein speziell für die Arbeit mit in irgendeiner Weise eingeschränkten Menschen ausgebildeter Hund, der für den Therapeuten unterstützend wirkt, wobei die eigentliche Arbeit beim speziell ausgebildeten Therapeuten liegt. Wir können nicht erwarten, dass ein Hund alleine ohne fachmännischen Therapeuten Wunder wirkt! Der Einsatz des Tieres hat in diesem Fall eine begründete Therapieplanung und wird stets reflektiert und evaluiert.

Es ist dabei vollkommen unwichtig, welcher Rasse dieser Hund entstammt, welche Farbe er hat oder ob er groß oder klein ist. Diese Entscheidung, nämlich welchen Hund man bei welchem Patienten einsetzt, obliegt dem Therapeuten.

Ein Therapiehund kann ohne seinen Therapiehundeführer nicht arbeiten, beide sind ein eingespieltes Team, welches sich blind versteht und sich auch blind verstehen muss! Eine kleine Kopfbewegung nach links, ein scharfer Blick aus den Augen, ein kleines Schnalzen mit der Zunge und sofort muss der Hund verstehen, was denn dieses Herrchen jetzt schon wieder von ihm will. Nichts wäre schlimmer, als die Therapie unterbrechen zu müssen, nur weil Herrchen seinem Therapiehund lauthals zu verstehen gibt, was er tun soll und Hündchen auch beim dritten lautstarken Rufen noch nicht verstehen will, was Herrchen ihm da sagt.

Ein Hund muss zum Therapiehund geeignet sein. Diese Eignung kann nur ein Mensch mit großen Kenntnissen und einem reichen Erfahrungsschatz feststellen, denn dieser Mensch sieht auf den ersten Blick, ob der Hund sozial ist, ob er genügend Spieltrieb besitzt, ob er gerne das Rudel führen möchte oder sich auch unterordnen kann.

Die anschließende Ausbildung umfasst Verhaltenstests, Grundgehorsam und speziell auf den Therapeuten und sein Einsatzgebiet maßgeschneiderte Zusatzausbildungen. So ist es zum Beispiel oft nötig, dass der Hund am Rollstuhl hergeht, ruhig auf dem Schoß eines Patienten sitzt oder aber auch zu heftige Liebkosungen erträgt und vor allem auch ertragen muss. Über die Ausbildung des Therapiehundeteams wurde schon in anderer Fachliteratur geschrieben, deshalb soll dieses Thema hier nur hinten angestellt sein.

Es sei davor gewarnt, einen noch nicht ausgebildeten Hund zur Therapie zu nutzen, denn egal ob jung oder alt, die zu therapierenden Patienten haben gewisse Handicaps, aus denen heraus sie auch unkontrolliert handeln und das muss ein Therapiehund ertragen können. Noch mehr, er wird sogar anschließend dazu animiert, sich erneut dem Menschen zuzuwenden, der ihm gerade Unbehagen bereitet hat!

Es sei ebenfalls davor gewarnt, einen noch nicht ausgebildeten Menschen zur Therapie zu nutzen! Ich möchte das an dieser Stelle so deutlich hervorheben, da es leider in der Vergangenheit genügend schwarze Schafe gegeben hat. Die Verantwortung gegenüber dem Patienten ist enorm groß, und egal ob Mensch oder Hund: Beide dürfen erst nach fundierter Ausbildung mit ihrer Arbeit beginnen.

Ich scheue mich in diesem Moment davor, eine allgemeingültige Definition des »Therapiehundes« zu geben, da meiner Meinung nach bisher noch keine gefunden wurde. Einige erfahrene Therapiehundeführer und Mitarbeiter angesehener Gesellschaften haben sich daran versucht, allerdings fehlen bisher gesetzliche Grundlagen und Rahmenbedingungen, die erst noch erarbeitet werden müssten. Es darf nicht vergessen werden, dass eine Therapie der Behandlung von Krankheiten dient und nicht zu sehr in das Feld der Fördermaßnahmen oder der pädagogischen Maßnahmen hineinfallen sollte.

Ich persönlich würde sogar behaupten – um den Begriff und die Wichtigkeit der »Therapie« zu unterstützen – ein Therapiehund sei ein nichtmedikamentöses Heilmittel, also ein gesundheitsförderndes Mittel, welches durch einen Therapeuten persönlich erbracht wird und heilsame Wirkung auf den Erkrankten hat.

Nichtmedikamentöse Therapien wie die Ergotherapie, Physiotherapie und Logopädie werden als Heilmittel vom Arzt verschrieben, denn der gesetzlich Versicherte hat laut § 32 SGB V Anspruch darauf. Daneben haben sich im Laufe der letzten Jahre die Milieutherapie, die Biographiearbeit, die Validation sowie die Musik- und Kunsttherapie in den Mittelpunkt der Betrachtungen gesetzt (Vgl. Deutsches Grünes Kreuz), die – wie auch die tiergestützte Therapie – von den Krankenkassen leider noch nicht als Heilmittel anerkannt und zugelassen sind.

Betrachten wir das Beispiel Demenz, so wird die Aussage des Deutschen Grünen Kreuzes uns die Wichtigkeit der nichtmedikamentösen Therapien hervorragend verdeutlichen:

Medikamente allein sind bei vielen Erkrankungen nur ein Teil der möglichen Hilfe. Nichtmedikamentöse Therapien sollten hinzukommen und den Therapieverlauf unterstützen. Im Idealfall entsteht durch die unterschiedlichen an der Behandlung beteiligten Institutionen ein Therapie-Team. Hierbei steht der Patient mit seinen drei Aspekten des menschlichen Seins (Vgl. 1.1) im Zentrum (Deutsches Grünes Kreuz).

Also werden wir uns auf den folgenden Seiten mit unserem nichtmedikamentösen Heilmittel »Hund« näher beschäftigen und versuchen, uns dem oben genannten Therapie-Team anzuschließen.

1.3 Wie kann der Therapiehund laut Definition der WHO helfen?

Eingangs habe ich schon erwähnt, wie wichtig die Definition »Gesundheit« ist. Denn Therapiehunde sind in der Lage, auf alle drei Bereiche des menschlichen Seins positiv einzuwirken. Voraussetzungen für eine gelungene Hundetherapie sind natürlich ein positives Empfinden und eine Sympathie dem Hund gegenüber.

Die Hundetherapie basiert auf dem eigenen Willen des Erkrankten, es ist sein Wille, mit dem Hund zu arbeiten. Der Erkrankte tut es aus eigenem Antrieb und Interesse heraus, oft sogar, ohne sich des therapeutischen Nutzens bewusst zu sein und ohne Druck oder Zwang zu empfinden. Es ist sogar hilfreich, dem Patienten die Therapie eher als Besuch anzubieten, denn so bleibt die Freiwilligkeit und bessere Compliance erhalten.

Die physische Wirkung

Therapiehunde animieren zum Beispiel den Erkrankten, sich zu bewegen, indem er aus eigenem Interesse den Hund streicheln möchte, ihn auf seinen Schoß heben möchte, ihn füttert oder beabsichtigt, mit ihm spazieren zu gehen. Dabei werden körperliche Einschränkungen überwunden, Grob- und Feinmotorik werden weiterhin trainiert, Mobilisationen werden durchgeführt, Kontrakturen und Spastiken werden behandelt.

Durch das Berühren und Streicheln des Fells werden taktile Reize gesetzt, durch das Gewicht des Hundes auf dem Schoß werden Extero- und Enterozeptoren aktiviert, der Hund bietet einen tiefensensiblen Input mit optimaler Verbindung zwischen motorischer und sensorischer Defizitbehandlung.

Die Hunde können somit alternativ und unterstützend zu physiotherapeutischen, ergotherapeutischen oder logopädischen Maßnahmen eingesetzt werden (siehe vor allem Kapitel 9).

Das psychische Wohlbefinden
Durch die Ruhe der Hunde normalisieren sich Blutdruck und Herzfrequenz und bleiben über einen gewissen Zeitraum konstant. Der Oxytocinspiegel im menschlichen Blut erhöht sich schon beim Anblick und erst recht beim Streicheln eines Hundes. Die Frequenz der Gehirnwellen, die Frieden und Zufriedenheit ausstrahlen, erhöht sich. Hunde können Reaktionen aus emotional und kognitiv stark geschädigten Menschen hervorlocken, bei denen alle Bemühungen von Familienmitgliedern und Ärzten fehlgeschlagen sind, denn es fällt oft leichter, sich einem Tier anzuvertrauen. Der Mensch bekommt durch den Hund einen empathischen Zuhörer.

Das soziale Wohlbefinden
Die Hundetherapie kann in der Gruppe oder als Einzeltherapie stattfinden. Vor allem in der Gruppentherapie werden die Patienten dazu angeregt, Gefühle, Empfindungen und Meinungen auszutauschen. Die Kommunikation untereinander steigt, es entstehen angeregte Gespräche und Diskussionen, die häufig sogar flüssig und im Kontext geführt werden. Die Erkrankten verlassen ein Stück weit ihre eigene Welt und wenden sich der ihrer Mitbewohner zu. Es findet ein gemeinsames Erleben statt, über das sich die Teilnehmer auch zu einem späteren Zeitpunkt gerne austauschen …

1.4 Wo und unter welchen Bedingungen hilft ein Therapiehund?

Ein Therapiehund kann – wie folgend aufgeführt – in verschiedenen Institutionen eingesetzt werden. Um einen Überblick zu gewähren, sind hinter den Institutionen die häufigsten durch hundgestützte Therapien zu behandelnden Krankheiten aufgelistet.

- Senioren- und Pflegeheime (Demenz-Erkrankungen; Multiple Sklerose; Zustand nach Apoplex; Schizophrenie; körperliche Leiden infolge von altersbedingtem Abbau; Alkoholabusus)

- Rehabilitationskliniken (Adipositas; Zustand nach Apoplex; Hypoxische Hirnschädigung, zum Beispiel nach Ertrinkungsunfall; Near SIDS; neurologische Erkrankungen in großer Bandbreite; Schädigung infolge von traumatischen Ereignissen, zum Beispiel Polytrauma oder Amputationen; Schädelhirntrauma; Hirnblutung nichttraumatischer Ursache, u. a. Angiom, Aneurysma)

- Psychiatrien (Schizophrenie; Erkrankungen aller Art mit Weglauftendenzen; frühkindlicher Autismus und Asperger-Syndrom; stoffgebundene Missbrauchs- oder Abhängigkeitsverhalten; gerontopsychiatrische Erkrankungen)

- Heime für Menschen mit geistiger Behinderung (frühkindliche Hirnschädigung; Anfallsleiden; selbst- und fremdverletzendes Verhalten; Schwerst- und Mehrfachbehinderungen)

- Wohngemeinschaften für Menschen mit erworbener Hirnschädigung (Apallisches Syndrom; Hypoxische Hirnschädigung, zum Beispiel nach Ertrinkungsunfall; Zustand nach Apoplex)

- Privates und häusliches Umfeld (Apallisches Syndrom; Posttraumatisches Belastungssyndrom; Zustand nach Apoplex; frühkindliche Hirnschädigung; neurologische Erkrankungen in großer Bandbreite)

- Hospize und Kinderhospize (ganzheitliche Sterbe- und Trauerbegleitung unter dem Gesichtspunkt Palliative Care)

Therapeut und Therapiehund erbringen also ihre Leistungen vor Ort, direkt am Erkrankten. Dabei ist es wichtig, dass sich das Therapiehundeteam vor dem eigentlichen Beginn der Arbeit einen Überblick verschafft, damit die Therapie ohne Schwierigkeiten starten kann.

In einem Sprichwort heißt es »der erste Eindruck zählt«, und so verhält es sich auch beim Erstkontakt mit einem Patienten: Je gelungener und empathischer dieser verläuft, desto leichter und erfolgreicher werden sich die folgenden Therapieeinheiten gestalten lassen.

Dabei kann zum Beispiel wichtig sein wie die Räumlichkeiten aufgeteilt sind, damit eine Gruppentherapie und Sitzanordnung geplant werden können. Des Weiteren sollten gerade beim Erstkontakt Bezugspflege, Ergotherapie oder Angehörige anwesend sein, die dem Therapeuten bei persönlichen Vorlieben oder Ängsten Hilfestellung geben können.

Auch die Zusammensetzung der Gruppe (bei Gruppentherapien) oder die Besonderheiten des Einzelpatienten in Hinblick auf Krankheitsbild, Vigilanz und Aktivität sind zu beachten.

Die Institutionen, in denen die hundgestützte Therapie stattfindet, sind an gewisse Gesetzmäßigkeiten gebunden. Für den Hundetherapeuten besonders wichtig sind folgende Richtlinien:

- Die Einrichtungen der Altenhilfe haben im Rahmen der Qualitätsentwicklung unter anderem die Aufgaben der sozialen Betreuung nach dem Rahmenvertrag § 75 Abs. 1 SGB XI, der gerontopsychiatrischen Betreuung und des sozialen Dienstes.
  Es sollte deshalb versucht werden, die hundgestützte Therapie in diesen Aufgabenbereich einzugliedern und sie in das Einzel- und Gruppenangebot beziehungsweise die tagesstrukturierenden Maßnahmen einzuarbeiten.

- Die Einrichtungen haben nach § 80 SGB XI ein geeignetes Pflegedokumentationssystem vorzuhalten, worin unter anderem Anamnese,

Planung, Bericht und Angaben über durchgeführte Pflegeleistungen zu führen sind. Die erbrachten Pflegeleistungen sind in einem Leistungsnachweis festzuhalten.

Es ist deshalb dringend zu empfehlen – vor allem auch für die Qualität der zu erbringenden Leistung – auch die Durchführung der hundgestützten Therapie entsprechend festzuhalten und zusammenfassende Berichte zu geben. Das genaue Verfahren sollte mit der jeweiligen Einrichtung abgesprochen werden, es gibt zum Beispiel die Möglichkeit, in dem Dokumentationssystem der Einrichtung zu arbeiten oder aber ein eigenes Dokumentationssystem zu erarbeiten und es der Einrichtung regelmäßig zur Verfügung zu stellen.

- Die Einrichtungen müssen hygienischen Standards gerecht werden, welche regelmäßig durch Heimaufsicht und Gesundheitsamt überprüft werden und im Rahmenhygieneplan gemäß § 36 Infektionsschutzgesetz festgelegt sind.
Im Hygienemanagement sollte deshalb auch die hundgestützte Therapie berücksichtigt werden – es sollten unbedingt tierärztliche Nachweise über den Gesundheitszustand des Hundes erbracht werden sowie in der Einrichtung selber nach Rücksprache mit dem Hygienebeauftragten gehandelt werden.

Die oben genannten Richtlinien bedeuten für den Therapeuten natürlich erst einmal eine Menge an Arbeit, jedoch sind sie von herausragender Bedeutung für die Qualität der Arbeit. Wenn die hundgestützte Therapie nicht beginnt, Rahmenbedingungen zu schaffen, dann darf sie sich auch nicht wundern, nicht mit bereits anerkannten Heilmitteln gleichgestellt und gleichfalls gefördert zu werden!

Wenn nun all diese Grundlagen besprochen und erarbeitet sind, können wir zu genaueren und praktischen Beispielen der hundgestützten Therapie kommen, zu der Frage: »Wie hilft der Therapiehund nun wirklich?«

2. Therapiehunde in der Logopädie

2.1 Die Aufgaben der Logopädie

Die Logopädie (von griech. λόγος, logos = das Wort und παιδεύειν pädeuein = erziehen) ist der Begriff für die Stimmheilkunde.

Die Logopädie beschäftigt sich in Theorie und Praxis mit Prävention, Beratung, Diagnostik, Therapie und Rehabilitation, Lehre und Forschung auf den Gebieten der Stimme, Stimmstörungen und Stimmtherapie, des Sprechens, Sprechstörung und Sprechtherapie, der Sprache, Sprachstörung und Sprachtherapie sowie des Schluckens, Schluckstörung und Schlucktherapie.

Heute bezeichnet die Logopädie eine noch relativ junge medizinisch-therapeutische Fachdisziplin. Dabei werden die phoniatrischen Erkrankungen meist in

- Sprach-,
- Sprech-,
- Redefluss- und
- Stimmstörungen

unterschieden (z. B. Böhme, 1997; Wirth, 1990; 1991).

Im Gegensatz zur Ergo- und Physiotherapie (siehe Kapitel 3 und 4) arbeiten die Therapiehunde hierbei vor allem im Bereich der Rehabilitation. Grundlegend kann der Therapeut mit seinem Hund bei allen phoniatrischen Erkrankungen helfen, vorausgesetzt, der zu behandelnde Patient ist sich der Therapie beziehungsweise der gestellten Anforderungen nicht bewusst (siehe Kapitel 1.3).

Gehen wir auf eine phoniatrische Erkrankung näher ein, werden wir sehen, warum der Hund bei all diesen Indikationen helfen kann und wie organische, psychogene und funktionelle Störungen schließlich ineinander übergehen:

Die Aphasie ist gekennzeichnet durch die Störung des Systems »Sprache«, durch eine herabgesetzte Leistung der verbalen Kommunikation. Sie ist eine erworbene Störung der Sprache aufgrund einer Läsion in der dominanten Hemisphäre des Gehirns.

Aphasien treten nach neurologischen Erkrankungen (Schlaganfall, Schädelhirntrauma, Gehirnblutung nach Venenthrombose, Tumoren, entzündlichen Erkrankungen) nach abgeschlossenem Spracherwerb auf. Sie verursachen Beeinträchtigungen in den einzelnen sprachlichen Modalitäten (Sprechen, Verstehen, Schreiben und Lesen) in unterschiedlichen Schweregraden.

Besonders ergreifend ist die Vorstellung einer Sprachstörung, wenn man bedenkt, dass somit fast das gesamte Kommunikationsmittel des Menschen, sowohl der äußere Sprachbesitz als auch die innere Sprache – die individuelle Benutzung, die Anwendung in Artikulation und Phonation – betroffen ist. Denn wenn es etwas gibt, was uns Menschen definiert, dann ist es die Sprache. Der Gebrauch der Sprache ist so tief in unserer Natur verankert wie bei keinem anderen Lebewesen. Wir Menschen nutzen unser kompliziertes Kommunikationssystem zur Übermittlung aller komplexen Situationen – den ganzen Tag. Wie also müssen wir uns fühlen, wenn unser Verständigungssystem versagt?

Wie gut haben es da unsere Hunde, die im Unterschied zu uns Menschen visuell artikulieren, die nicht wie wir den ganzen Tag reden müssen. Man könnte sagen, dass auch unsere Hunde eine herabgesetzte verbale Kommunikationsleistung haben. Obwohl sie nicht in der Lage sind, mit uns zu sprechen, verstehen wir, was ihre Mimik und Gestik uns sagen will.

Sobald wir eine Beziehung zu einem Hund aufgebaut haben, können wir ihn wortlos verstehen. So bedeuten zum Beispiel große, weiche Augen und hochgezogene Augenbrauen Traurigkeit – wer hat diesen Blick nicht schon einmal von einem Hund gesehen, der neben dem Mittagstisch saß und zusehen musste, wie Herrchen und Frauchen ein leckeres Steak aßen? Ein offener Mund mit vollem und entspanntem Gesicht bedeutet Glück, aufgerissene Augen mit zurückgezogenen Mundwinkeln bedeuten Angst, genau wie bei uns Menschen. Wir verstehen also die visuellen Signale des Hundes und nehmen im Umkehrschluss auch von ihm an, dass er uns ohne Worte versteht. Damit schwindet eine enorme Barriere: Wir sehen in der eingeschränkten Kommunikation des Hundes nichts Negatives, wir haben gegenseitige Freundschaft geschlossen. Wir haben einen emotionalen Partner gefunden, dem es nichts ausmacht, dass er uns auf Grund unserer Aphasie verbal nicht versteht. Wir geben uns aber alle Mühe mit ihm zu agieren. Unbewusst haben wir den Drang, dabei das System zu nutzen, welches uns Menschen so sehr angeboren ist: Unsere Sprache!

Zusammenfassung 2.1

- Hund und Therapeut geben rehabilitative Hilfe
- Der Hund wird als Freund und Partner angesehen, dem die phoniatrische Erkrankung nichts ausmacht, man versteht sich auch ohne Worte
- Der therapeutische Druck schwindet
- Der Erkrankte will mit dem Hund (seinem Freund) agieren, über das dem Menschen angeborene System »Sprache«
- Der Therapeut setzt gezielte Reize über den Hund, siehe 2.2 und 2.3

2.2 Die Aufgaben des Hundes in der Logopädie

Grundlegend hat der Hund nur zwei Aufgaben:

1. Er ist passiv anwesend und reagiert nur auf ausdrückliche Kommandos des Therapeuten

2. Er ist aktiv und arbeitet nach Anweisung des Therapeuten am Patienten

Der passive Hund liegt zum Beispiel auf dem Schoß eines sitzenden Patienten oder aber an dessen Seite im Bett und lässt sich streicheln. Da in diesem Falle häufig zuerst wahrnehmungszentrierte Maßnahmen durchgeführt werden, muss der Hund unbedingt still liegen, um die Arbeit des Therapeuten nicht zu unterbrechen. Erst auf dessen Kommando hin bewegt sich der Hund, um zum Beispiel die taktile Wahrnehmung durch eine propriozeptive Wahrnehmung abzulösen.

Das bedeutet am praktischen Beispiel, dass der Hund aus seiner Liegeposition aufsteht und auf dem Schoß des Patienten eine Gewichtsverlagerung durchführt, die zu einer veränderten Wahrnehmung des Körpers im Raum führt. Anschließend wird der Hund sofort wieder passiv, damit der Therapeut weiterarbeiten kann.

Die Aufgaben des aktiven Hundes sind zahlreich und variieren je nach Krankheitsbild. Dazu gehören zum Beispiel :

- Das Tapping. Der Hund »steppt« dabei auf dem Thorax des sitzenden Patienten, um dessen Atmung zu beeinflussen beziehungsweise ein Abhusten zu fördern.

- Das langsame Hinuntergleiten des Hundes am sitzenden Patienten. Beginnend am Brustbein des Patienten mit schließlich ventral-ventralem Kontakt zur Beeinflussung der Ausatmung und der Körpereigenwahrnehmung.

- Das langsame Aufsteigen des Hundes am sitzenden Patienten. Beginnend mit ventral-ventralem Kontakt und endend am Brustbein des Patienten zur Beeinflussung der Einatmung und der Körpereigenwahrnehmung.

- Das Spielen mit dem Ball beziehungsweise das Vorführen von Kunststücken auf Kommando des Patienten zur Beeinflussung der Tragfähigkeit der Stimme, der Sprechstimmlage, der Atemstütze und des Stimmeinsatzes.

- Die Nahrungsabnahme von einem Löffel zur Animation vor allem bei neurologischen Patienten.

2.3 Das Zusammenspiel Therapeut und Hund, konkrete Beispiele

Nach Spiecker-Henke (1997, S. 146) lassen sich folgende Methoden unterscheiden, um phoniatrische Erkrankungen zu therapieren:

- Wahrnehmungszentrierte Maßnahmen
- Körperzentrierte Maßnahmen
- Emotionszentrierte Maßnahmen
- Stimmzentrierte Maßnahmen
- Sprechzentrierte Maßnahmen
- Interaktionszentrierte Maßnahmen

Wahrnehmungs- und körperzentrierte Maßnahmen sollen den Patienten zum Empfinden seiner eigenen Körperfunktionen führen. Nur durch eine Schulung der eigenen Sinne kann der Patient seinen Körper wahrnehmen und dadurch eventuell Erkenntnisbrücken schlagen. Dabei wird durch Bewegungen in den einzelnen Gelenken über die Gelenkrezeptoren eine Afferenz zum Kortex geschaltet und somit kann bei Konzentration auf die Bewegung die Bewegung bewusst wahrgenommen werden. Hierbei geht es um physiologische Bewegungsmuster und das Behandeln von Abweichungen bei vor allem neurogenen Schädigungen. Ziel ist es, Haltung, Tonus, Atmung und Bewegungsabläufe in ein optimales Zusammenspiel zu bringen. Dabei soll der Patient die Kontrolle über die Bewegung, nicht über einzelne Muskeln wieder erlernen. Ein seinerzeit auf die Therapie gemünztes, provokatives Statement Berta Bobaths wird überliefert: »Das Gehirn weiß nichts von Muskeln, nur von Bewegungen.« (Nusser-Müller-Busch, 2004, S. 8)

In unserem Beispiel bedeutet das, dass unser Patient mit apallischem Syndrom beim Hinauf- oder Hinabgleiten des Hundes am Thorax seine Haltung und Atmung bewusst spürt und verarbeitet.

Das Hinaufgleiten des Hundes beginnend mit ventral-ventralem Kontakt entspricht der Funktion »Einatmung«:

Der Patient nimmt dazu eine sitzende Haltung ein, der Oberkörper sollte leicht nach hinten gerichtet sein. Der Therapeut legt den Hund zu Beginn bauchwärts auf den Patienten, dabei muss unbedingt auf eventuelle PEG oder PEJ Sonden geachtet werden. Anschließend animiert er den Hund, dem autonomen Atemgrundrhythmus des Patienten entsprechend nach cranial zu gleiten.

Das Wort »gleiten« wird hier bewusst verwendet, denn diese Art der Behandlung darf nicht mit dem »Tapping« verwechselt werden. »Gleiten« bedeutet hier, dass der Hund sachte mit stetigem Kontakt seines Abdomens robbt.

Je näher der Hund dem Brustbein des Patienten kommt, desto weiter wird der Patient seinen Kopf nach dorsal neigen und seinen Körper zum physiologisch richtigen Sitzen aufrichten. Dabei nimmt er die Schultern zurück, die Wirbelsäule richtet sich in S-Form, das Becken kippt leicht nach vorne und der Brustraum kann sich zum Einatmen vergrößern.

Bei Patienten im Rollstuhl ist unbedingt auf die Kopfstütze zu achten, da hierbei das Neigen des Kopfes nach dorsal eventuell nicht möglich ist.

Bei mehreren Wiederholungen erkennt der Patient den Unterschied zu seiner – für ihn – normalen und – damit falschen – Atmung und gewinnt Erkenntnisse, die ihn später bewusst atmen lassen. Das bewusste physiologisch richtige und dynamische Sitzen und Atmen soll dann so lange gefördert werden, bis es automatisiert wurde und dann ohne die bis dahin notwendige kortikale Initiierung subkortikal ausgeführt werden kann. Diese automatisierten Bewegungen erfolgen dann unterbewusst, sicher, schnell und ökonomisch (Paeth Rohlfs 1999).

Beim Übergang zum Hinabgleiten und somit der Funktion »Ausatmung« muss unbedingt eine große zeitliche Pause eingebaut werden. Noch mehr empfehle ich, beide Funktionen getrennt zu behandeln, um dem Patienten die Möglichkeit zu geben, das Gelernte zu verarbeiten. (siehe Abb. 1 und 2, S. 76)

Emotionszentrierte Maßnahmen sollen über Bewegungsabläufe verbunden mit emotionsbeladenen Phonationsimpulsen einen Ausgleich schaffen.

Wir benötigen für unser Beispiel einen passiven Hund an der Seite eines sitzenden Patienten. Der Patient soll nach Kontaktaufnahme mit dem Hund aktiv oder passiv streicheln, während der Therapeut die aufzunehmenden Sinnesreize mit Worten beschreibt (warm, weich, seidig, samtig, flaumig). Bei starken sensorischen Defiziten kann zur Verbesserung der Empfindung Vaseline in die Handinnenfläche des Patienten gestrichen werden. Durch die taktile Wahrnehmung und beschreibende Unterstützung des Therapeuten entstehen dem Patienten positive Empfindungen, Gefühle und Emotionen, die er sodann über Phonation äußert. Die Phonationen erfolgen meist unbewusst mit weichem Stimmeinsatz und angenehmer Tragfähigkeit der Stimme. Sie sollten sich in kurzen Frequenzen spontan wiederholen.

Stimmzentrierte Maßnahmen befassen sich mit Atmung, Artikulation, Resonanz, Prosodie und individueller Sprechstimmlage. Im Anschluss daran werden die erarbeiteten Fähigkeiten über sprechzentrierte Maßnahmen in den sprachlichen Kontext eingebunden.

Da diese beiden Arbeitsfelder sehr umfassend sind, kann der Hund nur eine begleitende Funktion erfüllen und wir werden im Folgenden sehen, dass die tiergestützte Therapie hierbei nur eine kleine Lücke füllen kann:

Der Patient (bei diesem Beispiel im Idealfall ein tierliebes Kind) soll sich bei diesem Therapieansatz aktiv mit dem Hund beschäftigen, mit ihm spielen oder sich von ihm Kunststücke vorführen lassen.

Der Therapeut erklärt dem Patienten vorab, dass der Hund nur mit ihm kommunizieren kann, wenn er seine Aufforderung klar erfasst, da der Hund den Inhalt der Worte nicht versteht und sich folgedessen lediglich an der Betonung und der Klarheit der Worte orientieren kann. Anschließend erlernt der Patient die entsprechenden Kommandos und übt, diese klar zu formulieren und deutlich auszusprechen.

Gerade bei dieser Übung wird die Wichtigkeit der freiwilligen Mitarbeit des »nichtsahnenden« Patienten deutlich. Der Patient ist sich der Therapie und der gestellten Anforderungen nicht vordergründig bewusst, für ihn steht das Spielen und Kommunizieren mit dem Hund im Vordergrund. Aus eigenem Antrieb heraus wird er sich auf den Hund einlassen und im Spiel erkennen, wie wichtig die korrekt eingesetzte Prosodie,

Tragfähigkeit seiner Stimme, Sprechstimmlage, Atemstütze und Stimmeinsatz sind. Er wird um des Hundes willen an seinen Fehlern arbeiten und die positive Bestärkung in der Verständigung mit seinem Freund finden.

Eine intensive ausschließlich logopädische Mit- und Weiterbehandlung ist unumgänglich, da der Patient diese Übungen auch auf andere Lebensbereiche übertragen muss und der ausgebildete Logopäde viele weitere Übungsstrukturen hat, die wir alleine mit einem Hund nicht erfüllen können.

Interaktionszentrierte Maßnahmen trainieren die rhetorische Kommunikation, bei der im Idealfall kooperativ und gemeinsam über ein Thema gesprochen wird. Dabei stehen verständliches und anschauliches Formulieren sowie faires Argumentieren im Vordergrund der Übungen, um Kommunikationsstörungen in der zwischenmenschlichen Beziehung zu minimieren.

Stellen wir uns eine Gruppe mittelgradig dementer Patienten vor, die noch in der Lage sind, relativ aktiv am Leben teilzunehmen. In dieser Gruppe wird es infolge der Erkrankung wechselnd starke kognitive Einschränkungen geben, so dass einzelne Patienten ihre Gefühle und Äußerungen zunehmend weniger kontrollieren können und gewissen Empfindungen nur noch affektiv nachgehen. Damit wird die zwischenmenschliche Beziehung auf eine harte Probe gestellt und die Kommunikation mit den anderen Gruppenteilnehmern ist erheblich gefährdet.

Dieser Gruppe führen wir nun zwei Hunde hinzu. Nach einer kurzen Kennenlernphase, in der die Hunde den Teilnehmern vorgestellt wurden und erste körperliche Kontakte geknüpft wurden, werden die Teilnehmer gebeten, über folgendes Zitat zu diskutieren:

> »Woran sollte man sich von der endlosen Verstellung, Falschheit und Heimtücke der Menschen erholen, wenn die Hunde nicht wären, in deren ehrliches Gesicht man ohne Misstrauen schauen kann?«
>
> Arthur Schopenhauer

Die Hunde bewegen sich in der Mitte der zusammengestellten Gruppe und dienen lediglich der Animation und der Konzentration auf das gestellte Thema, gelegentlich werden sie gestreichelt oder gefüttert. Man spricht auch hier wieder vom passiven Hund, da er nur auf Kommando des Therapeuten den Platz wechselt und sich einem anderen Teilnehmer zuwendet.

Das Durchführen der interaktionszentrierten Übung liegt jetzt beim Therapeuten. Er muss die Diskussion anregen, Hilfestellung geben und dirigieren. Da sich der empathische Freund »Hund« in der Mitte der Gruppe befindet und als Vermittler fungiert, werden die Teilnehmer angeregt, ihre Diskussion ruhig zu führen, dem anderen zuzuhören und affektive Handlungen wie Wutausbrüche oder lautstarke Meinungsäußerungen werden ausbleiben. Der Therapeut lenkt die Diskussion, erklärt dem Teilnehmer, dass auch andere Meinungen ihre Gültigkeit haben können und schafft im Gespräch immer wieder neue Anforderungen aber auch Glückserlebnisse für die Teilnehmer.

Je nach Krankheitsverlauf und persönlichen Möglichkeiten des Teilnehmers wird dieser interagieren (für einen dementen Patienten eine große Leistung) und zunehmend fair argumentieren (eine noch größere Leistung, wie jeder im Umgang mit Dementen bestätigen kann). Im Idealfall wird sich das positive Erlebnis »Hund« und der positive Austausch mit den anderen Teilnehmern so sehr manifestieren, dass später weiter darauf aufgebaut werden kann.

Wie aus unserem Beispiel zu ersehen ist, können die interaktionszentrierten Maßnahmen auch in das Gebiet der Ergotherapie fallen, da es hierbei nicht an erster Stelle um die Verbesserung der Stimmleistung, der Prosodie oder Ähnliches geht, sondern um zwischenmenschliche Beziehungen und soziale Interaktion.

> **Zusammenfassung 2.3**
>
> Durch die vorangegangenen Beispiele wird ersichtlich, dass die Möglichkeiten zur Behandlung eine enorme Bandbreite haben und für jeden Patienten maßgeschneidert werden müssen. Im Verlauf der tiergestützten Therapie muss stets evaluiert werden und der Therapeut ist in der Pflicht, sich mit seinen Kollegen zusammenzufinden und weitere Absprachen zu treffen. Viele Kliniken und Stimmheilpraxen arbeiten mittlerweile interdisziplinär und lassen psychotherapeutische und physiotherapeutische Verfahren, Lern- und Entwicklungstheorien und computerorientierte Übungsverfahren mit in ihre Arbeit einfließen (Stelzig, 1994, S. 243)

3. Therapiehunde in der Ergotherapie

3.1 Die Aufgaben der Ergotherapie

Die Ergotherapie (von griech. έργον = ergon, Werk, Arbeit und θεραπεία, therapeía = Dienst, Behandlung) ist ein medizinisches Heilmittel und wird bei gesundheitlich beeinträchtigten Menschen vom Arzt verschrieben.

Die Ergotherapie ist eine handlungsorientierte Methode. Sie dient dem therapeutischen Ziel, Störungen in der Bewältigung des handlungsorientierten Alltags eines Patienten zu beeinflussen. Sie kommt bei Menschen jeden Alters mit motorisch-funktionellen, sensomotorisch-perzeptiven, neuropsychologischen und psychosozialen Störungen zum Einsatz. (Arbeitsgruppe Qualitätssicherung im DVE 1998)

Schon der römische Arzt Claudius Galenus von Pergamon (129 – 199 n. Chr.) prägte die Aussage »Arbeit ist die beste Medizin, die uns die Natur gegeben hat«. Bereits damals wurden zur Behandlung psychisch erkrankter Menschen Musik, Beschäftigung und Arbeit verordnet. Warum also sollten wir uns dies nicht heute als Vorbild nehmen und die Arbeit mit dem Hund in therapeutische Bahnen lenken?

Die Ergotherapie findet ihre Einsatzbereiche in verschiedenen Fachdisziplinen, in der folgenden Aufführung wurden besonders die möglichen Einsatzgebiete des Hundes berücksichtigt:

- In der Pädiatrie, zum Beispiel bei Störungen des Bewegungsablaufes, bei Störungen der Wahrnehmungsfähigkeit und Wahrnehmungsverarbeitung oder bei psychischen Erkrankungen

- In der Neurologie, vor allem bei komplexen Störungen nach Erkrankung des zentralen Nervensystems, zum Beispiel in Form von Hilfe bei Beatmungspausen, bei Verbesserung und Wiedererlernen des Schluckens oder bei sensorischer Integration sowie bei Behandlungen von Störungen der Grob- und Feinmotorik

- In der Orthopädie/Traumatologie/Rheumatologie, zum Beispiel in Form von Kontraktionsprophylaxe bei geriatrischen oder Wachkomapatienten und in Form von Behandlungen bei Menschen mit Störungen des Bewegungsapparates (traumatische und degenerative Störungen der oberen und unteren Extremitäten und der Wirbelsäule)

- In der Geriatrie, bei älteren Menschen vor allem mit Multimorbidität, zum Beispiel in Form von Förderung und Stabilisierung von Gedächtnisleistungen, Aufmerksamkeit und Konzentration oder in Form von Erhaltung des Bewegungsausmaßes der Gelenke

- In der Psychiatrie, zum Beispiel bei Persönlichkeits- und Verhaltensstörungen oder Schizophrenie in Form von Förderung der Körperwahrnehmung und Wahrnehmungsverarbeitung oder in Form von Stabilisation der Psyche und Erhalt und Förderung des Selbstvertrauens

Wie in oben genannten Beispielen zu sehen ist, arbeitet der Therapiehund in der Ergotherapie in den Bereichen der Prävention, der Leistungsoptimierung und der Rehabilitation. Da die Ergotherapie eine handlungsorientierte Methode ist, die ganzheitlich auf den persönlichen Alltag des Patienten gerichtet ist, passiert es des Öfteren, dass sie sich mit Logopädie oder Physiotherapie überschneidet.

Ein Beispiel aus der Pädiatrie soll uns die Verbindung zwischen Ergotherapie und hundgestützter Therapie verdeutlichen:

Ein kleiner Junge im Alter von zwei Jahren leidet an Epilepsie und frühkindlicher Hirnschädigung, ist aber soweit stabil, dass er im häuslichen Umfeld leben kann. Seine Eltern ermöglichen ihm alle Fördermaßnahmen, im Vordergrund der Behandlungen steht bei allen Therapien die sensorische und motorische Defizitbehandlung.

Die Ergotherapie arbeitet unter anderem mit einem Igelball und einem Thera-Band an der sensorischen Integrationsstörung, beides sind ihre Hilfsmittel. Sie erreicht damit eine verbesserte Wahrnehmung und zeitgleiche Normalisierung des Tonus, in diesem Fall eine Erhöhung der Muskelspannung, und kann somit sogar Eigenbewegungen fördern.

Die hundgestützte Therapie arbeitet mit dem Hilfsmittel Hund, insbesondere mit dem Fell des Hundes, welches in Kontakt mit den Händen des kleinen Jungen gerät. Das Fell des Hundes wird im günstigsten Fall ein überaus positives Empfinden auslösen, welches sich nach Ansicht des kleinen Jungen gerne wiederholen kann. Der Therapeut arbeitet genau wie in der Ergotherapie an der sensorischen Wahrnehmung und Tonusregulation, indem er dem Jungen ein fremdes Hilfsmittel (Hund) zuführt und dadurch die Extero- und Enterozeptoren des Jungen aktiviert. Auch in der hundgestützten Therapie wird sich der Tonus normalisieren und der Junge wird beginnen, sich selbst zu bewegen, um seinem Freund – dem Hund – nahe zu sein und ihn zu streicheln. Der Junge tut dies aus eigenem Antrieb heraus, ohne sich des therapeutischen Nutzens bewusst zu sein und ohne Druck oder Zwang zu empfinden (siehe auch Kapitel 1.3 und Abb. 3, S. 77).

Sowohl Ergotherapeut als auch Hundetherapeut haben sich eines fremden Hilfsmittels bedient, um handlungsorientierte Übungen (in unserem Falle das Streicheln des Hundes) durchzuführen.

Die qualifizierte Arbeit des Ergotherapeuten und des Hundetherapeuten sollte sich hierbei nicht unterscheiden, beide wählen lediglich bewusst ein anderes Hilfsmittel aus, welches jedoch – richtig eingesetzt – den gleichen Nutzen hat. Durchführung und Ergebnis der Therapie sind dieselben, der Unterschied besteht lediglich darin, dass die hundgestützte Therapie den Vorteil der emotionalen und empathischen Komponente nutzen kann …

> **Zusammenfassung 3.1**
>
> - Hund und Therapeut geben präventative, leistungsoptimierende und rehabilitative Hilfe
> - Der Hund hilft dem Patienten, ohne dass sich dieser des therapeutischen Nutzens unmittelbar bewusst ist
> - Hund und Patient schließen Freundschaft, es besteht der Wunsch, miteinander zu agieren
> - Die Aufgabe des Therapeuten besteht darin, die Reize gezielt so zu setzen, dass zwischen Hund und Patient sozial interagiert werden kann, siehe 3.2 und 3.3

3.2 Die Aufgaben des Hundes in der Ergotherapie

Wie schon in der Logopädie hat der Therapiehund grundlegend zwei Aufgaben, er ist entweder aktiv oder aber passiv.

Der passive Hund duldet aber im Gegensatz zu seiner Aufgabe in der Logopädie noch ein wenig mehr:

- Er ist entweder in seinen Reaktionen eingefroren, liegend und still und bewegt sich nur auf ausdrückliches Kommando des Therapeuten (siehe auch 2.2). So zum Beispiel für die taktile Wahrnehmung und

Behandlung der sensorischen Deprivation, bei der der Patient seine ganze Konzentration dem Fell des Hundes widmen muss und jegliche zusätzliche Bewegungen des Hundes ihn überfordern würden.

- Der passive Hund duldet das Gewicht des Menschen auf seinen verschiedenen Körperteilen, so zum Beispiel die unteren Extremitäten des Menschen auf seinem Rücken oder den Kopf des Menschen auf seinem Bauch, wobei er beide Male mäßig in seiner Atmung eingeschränkt sein kann. Gerade hierbei ist noch einmal die unbedingte fundierte Ausbildung des Hundes zu erwähnen, denn oben genannte Situationen sind für Hunde unter normalen Umständen Drohgebärden (denken Sie an das Dominanzverhalten bei Hunden, wenn das eine Tier das andere besteigt, nämlich auf seinen Rücken). Ein Therapiehund darf in diesen Situationen nicht reagieren, er muss das Kommando des Therapeuten bedingungslos akzeptieren.

Bei diesen Beispielen muss der Therapiehund viel Geduld mitbringen, er muss in seinen Reaktionen soweit eingefroren sein, dass er auch auf das Öffnen einer Tür, das Husten des Patienten oder das eventuelle Klingeln eines Telefons nicht reagiert. Um die Belastbarkeit des Hundes nicht zu sehr auf die Probe zu stellen, sollte sich die Zeiteinheit aber auf ca. 20 Minuten beschränken.

Die Aufgaben des aktiven Hundes sind natürlich stark variierbar, folgend können Sie einige Beispiele erlesen:

- Der Hund wechselt stetig seine Lage am liegenden Patienten. Damit beeinflusst er die Wahrnehmung des Körpers im Raum beziehungsweise die räumliche Orientierung.

- Der Hund entnimmt Leckerlis aus der Hand des Patienten. Damit fördert er die sensorische Wahrnehmung und Blickfixation. Beachten Sie hierbei bitte unbedingt hygienische Grundlagen (Hunde mit zu starkem Speichelfluss sind ungeeignet und die Hände des Patienten müssen danach unbedingt desinfiziert werden).

- Der Hund spielt mit dem Erkrankten Ball, er fördert hierbei sowohl Wahrnehmung als auch Koordination. Auch die Oberflächenbeschaffenheit (Igelball, Softball, Tennisball, Hartgummiball etc.) sowie die Farbe des Balls können dabei gerne variieren.

- Der Hund gliedert sich in das alltägliche Leben des Patienten ein, in dem er im wahrsten Sinne des Wortes mitläuft, dem Erkrankten auf Schritt und Tritt folgt. In diesem Zusammenhang kann zum Beispiel ADL (Activities of Daily Living) Training durchgeführt werden.

- Der Hund arbeitet selbstständig im Bereich der Animation, in dem er den Patienten sanft aktiviert, bettelt, die Pfote gibt oder zum Spielen auffordert.

3.3 Das Zusammenspiel Therapeut und Hund, konkrete Beispiele

Wie in Kapitel 3.1 zu lesen ist, findet die Ergotherapie viele Einsatzbereiche und überschneidet sich häufig mit Physiotherapie und Logopädie. Auch die möglichen Behandlungsverfahren der Ergotherapie sind durch das Hinzukommen spezialisierter Therapieansätze (genannt seien zum Beispiel die Feldenkraismethode, das Johnstone-Konzept, das Bobath-Konzept und die propriozeptive neuromuskuläre Fazilitation) so zahlreich geworden, dass eine detaillierte Beschreibung der Verbindung mit hundgestützter Therapie fast unmöglich scheint.

Im Folgenden soll das Zusammenspiel zwischen Hund und Therapeut deshalb an den verschiedenen Einsatzbereichen beispielhaft beschrieben werden.

In der Pädiatrie gilt es zum Beispiel Störungen der Wahrnehmungsfähigkeit und -verarbeitung, also sensorische Integrationsstörungen zu behandeln, die durch hirnphysiologische Dysfunktionen hervorgerufen werden.

In unserem Falle arbeiten Therapeut und Hund vor allem nondirektiv, das Therapiehundeteam lässt sich die Richtung und Intensität der Therapie durch das zu behandelnde Kind zeigen. Ziel ist es, dass das Kind während der Aktivität die Bedeutsamkeit seiner Handlung versteht und verinnerlichen kann. Das geschieht am besten durch überaus positives Empfinden und die freiwillige Mitgestaltung der Therapie.

Das zu behandelnde Kind ist taktil und propriozeptiv unterempfindlich und kann deshalb seine Bewegungen nicht ausreichend planen. Es sitzt erhöht auf einer Bobath-Liege und wird im Rücken durch einen zweiten Therapeuten oder geeignetes Lagerungsmaterial gestützt.

Beachten Sie bitte bei diesem Beispiel unbedingt den Haltungshintergrund des Patienten: Denn mit einem intakten sensomotorischen System kann die Körperposition, der Haltungshintergrund modifiziert und angepasst werden. Dies ist in einer großen Bandbreite möglich, wenn die Voraussetzungen zu normaler Bewegung gegeben sind (Panturin 2001; Shumway-Cook und Woollacott 1995, Umphred 2000). Bei unserem Patienten ist das sensomotorische System jedoch nicht vollständig intakt, er würde für eine normale Haltung so viel Kompensation benötigen, dass er sich auf den therapeutischen Inhalt nicht mehr einlassen könnte.

Der Hund befindet sich liegend unter den Füßen des Patienten. Der Therapeut arbeitet mit der gesamten unteren Peripherie, beginnend mit den Füßen.

Der Therapeut beginnt, gezielte Reize über das Fell des Hundes zu setzen. Dadurch werden die Exterozeptoren sensibilisiert, das Kind nimmt also den Berührungsreiz des Hundes auf, fühlt die Temperatur des Hundes und den leichten Druck, den der Therapeut mit dem Fuß des Kindes auf den Hund ausübt. Das Kind sollte daraufhin positiv reagieren, der Muskeltonus sollte sich für kurze Zeit erhöhen. Hat man das erreicht, gilt es, die Reize abwechselnd zu setzen. So kann man zum Beispiel mit dem Fellwuchs und gegen den Fellwuchs streicheln, man kann den kalten Rücken des Hundes oder den warmen Bauch des Hundes berühren oder man kann viel und wenig Druck ausüben.

Wenn das Kind seine Handlung versteht und weiter mit dem Hund agieren möchte, sollte es im Therapieverlauf beginnen, Eigenbewegungen zu zeigen. Diese werden entweder selbstständig oder – bei verringertem Antrieb – auf Aufforderung des Therapeuten durchgeführt.

Das Kind ist nun in einem Behandlungsprozess, in dem die gezielt gesetzte Wahrnehmung (Hundefell) hinreichend verarbeitet werden muss und dann entsprechend in Bewegung (Streicheln mit den Füßen) umgesetzt werden sollte.

Ziel ist es nun, den Muskeltonus den entsprechenden Bewegungen und Bewegungsrichtungen anzupassen und die Geschicklichkeit des Patienten zu fördern. Wurden bisher hauptsächlich die Exterozeptoren beachtet, müssen nun auch verstärkt die Propriozeptoren in Sehnen, Gelenken und Muskeln aktiviert werden, die dem Kind Auskunft über die Lage seines Körpers und über dessen Bewegung vermitteln. Dazu kann der Hund nun beispielsweise aufstehen, seine Entfernung oder den Höhenunterschied zum Kind variieren oder den Therapeuten vermehrt Druck ausüben lassen. Dadurch entsteht in dem Kind der Wunsch, sich fortlaufend angepasst zu bewegen, um weiter mit dem Tier agieren zu können.

Dieser Therapieansatz sollte stetig wiederholt und intensiviert werden. Je nachdem, welche Fortschritte das Kind erzielt, kann der Schwierigkeitsgrad erhöht oder die Zeiteinheit gesteigert werden. Bitte beachten Sie, dass das Kind nur durch Erfolge lernt und diese ihm auch hinreichend gewährt werden müssen. In unserem Falle muss ihm die Möglichkeit gegeben sein, den Hund zu erreichen, ihn zu streicheln und den Körperkontakt mit ihm zu genießen.

Bei diesem Beispiel war der Hund fast durchgängig passiv und die eigentliche Arbeit lag beim Therapeuten, der Hund diente hauptsächlich der Animation.

In der Neurologie hilft der Hund zum Beispiel bei der (Verlängerung der) Beatmungspause. Eine hundgestützte Hilfe bei der Entwöhnung von der Beatmungsmaschine, dem sogenannten Weaning, ist bisher aus organisatorischen und hygienischen Gründen nicht möglich. Die Beibehaltung der Zeitdauer der Beatmungspause beziehungsweise deren Verlängerung kann mit einem Hund aber leicht gestaltet werden.

In unserem Beispiel arbeiten wir mit einer 22-jährigen apallischen Patientin nach connataler Zytomegalieinfektion. Im Laufe ihrer Kindheit und frühen Jugend verschlechterte sich ihr Zustand, so dass die Entscheidung für eine volumenregulierte Beatmungsmaschine getroffen wurde. Die Patientin kennt also eine normale Atmung und zeigt auch heute noch Spontanatmung, so dass sie zu verschiedenen Zwecken von der Beatmung gelöst wird.

Hund und Patientin haben sich vor dem eigentlichen Therapiebeginn kennengelernt und Vertrauen gefasst, die Patientin toleriert den Hund neben sich im Bett und freut sich auf seinen erneuten Besuch. Im günstigsten Fall sollte der Hund seinen Platz neben der Patientin eingenommen haben, bevor die Beatmungsmaschine entfernt wird.

Übergeordnete Ziele der Beatmungspause?

- Waschen / Baden / Duschen / Hygienische Maßnahmen
- Transfer
- Physiotherapie, bessere Beweglichkeit des Patienten in verschiedene Lagerungen / Positionen
- Erhalt der Lebensqualität!

Im Therapieverlauf kann durch die Anwesenheit des Hundes erreicht werden?

- Normalisierung der Frequenzen
- Erhöhung des Oxytocinspiegels
- Selbstvertrauen / Sicherheitsgefühl
- Ablenkung

Erreichte untergeordnete Ziele?

- Beatmungspause wird besser toleriert
- Beatmungspause kann verlängert werden
- Atemmuskulatur wird weiterhin trainiert
- Training für eventuelle Spontanmaßnahmen oder Notfälle
- Erhöhung der Lebensqualität!

Während der Beatmungspause kann der Hund sowohl aktiv als auch passiv sein, der Einsatz des Hundes muss hierbei vom Therapeuten bestimmt sein. Um im Therapieverlauf die oben genannten positiven Effekte zu erzielen, muss der Einsatz des Hundes auf den Patienten und dessen jeweilige Tagesverfassung angepasst werden.

Der Hund sollte noch kurzzeitig nach erneutem Anschluss an die Maschine beim Patienten verweilen, beide müssen die Möglichkeit erhalten, sich in Ruhe zu verabschieden. Besonders in diesem therapeutischen Beispiel ist die Vertrauensbasis zwischen Mensch und Hund sehr wichtig, diese darf durch zu frühzeitiges Entfernen des Hundes nicht zerstört werden! Oft schläft auch der Patient nach der für ihn sehr anstrengenden Übung ein, in diesem Falle ist es schön, wenn der Hund bis dahin an seiner Seite bleibt.

In der Orthopädie, Traumatologie und Rheumatologie werden zum Beispiel Patienten mit Störungen des Bewegungsapparates ergotherapeutisch behandelt. Ein besonderer Schwerpunkt dieser Arbeit ist die Wiederherstellung der Feinmotorik, um eine größtmögliche Selbstständigkeit bei den Aktivitäten des alltäglichen Lebens zu erreichen (siehe auch ADL Training, Kapitel 3.2).

Das ADL Training bezieht sich eigentlich auf die Punkte Anziehen, Essen, Haushalt und Körperhygiene, kann jedoch über einen Hund gestützt und gefördert werden.

Für gesunde Menschen ist die Selbstständigkeit im Alltag völlig normal. Alle Voraussetzungen sind ihnen dafür gegeben, von der Aufnahme des Reizes über Handlungsplanung und Handlungsausführung.

Für einen behinderten Menschen ist die Bewältigung des Alltags nicht normal, er kann in den Punkten der Orientierungsfähigkeit, der Kommunikation, der Belastbarkeit oder der Sensibilität stark eingeschränkt sein. Das morgendliche Aufstehen, der Toilettengang oder der Weg hinaus aus der Tür stellen für ihn oftmals große Probleme dar. Kay Coombes prägte 2002 dazu den passenden Satz: »Wir müssen das Normale lernen!«

Die Ergotherapie übt mit dem Patienten ebendiese alltäglichen Dinge, nutzt vorhandene und kompensiert verlorengegangene Fähigkeiten, der Patient benötigt aber als Grundvoraussetzung vor allem eines: Motivation und Bereitschaft! Motivation und Bereitschaft können wir ihm über den Hund vermitteln!

Der Patient sollte in der Zeit vor seiner Erkrankung oder seinem Unfall bereits positiven Kontakt zu Hunden gehabt haben, eventuell hatte er einen eigenen Hund oder hat besondere Erinnerungen aus seiner Kindheit, die Hunde betreffen.

Wenn dem so ist, werden Therapiehund und Patient miteinander bekannt gemacht und der Hund dient fortan der Animierung. Er folgt dem Betroffenen auf Schritt und Tritt und muss dabei oft selbstständig arbeiten und aktiv sein. Der Therapeut sollte nur bei gewissen Aufgaben Hilfestellungen geben beziehungsweise die Richtung dirigieren:

A) Der Hund begrüßt den Patienten und gibt ihm dabei die Pfote, der Betroffene reicht dem Hund die Hand, um die Pfote festzuhalten und den Hund seinerseits zu begrüßen. (Der Therapeut achtet bitte auf die richtige Hand, ist der Patient Rechts- oder Linkshänder?)

B) Der Hund bettelt nach der Begrüßung um ein Leckerli. Der Patient greift mit der Hand in eine Dose, die er zuvor öffnen musste. In der Dose befinden sich die Leckerlis.

C) Der Hund begleitet den Patienten während der Therapieeinheit. Zwischenzeitlich möchte er gerne gestreichelt werden und animiert den Patienten dazu. Der Betroffene muss sich vornüberbeugen, um den Hund berühren zu können, und krault den Hund beispielsweise am Ohr. Dabei möchte er dem Hund Gutes tun und bemüht sich unbewusst um die Feinmotorik seiner Hand.

D) Der Hund geht zur Tür und weist den Patienten darauf hin, dass er gerne spazieren gehen möchte. Der Patient muss dem Hund sowohl Halsband als auch Leine anlegen, dazu muss er seine Bewegungen koordinieren, um zum Beispiel den Karabiner zu öffnen und zu schließen.

E) Der Hund ist nach dem Spaziergang durstig. Der Patient muss eine Schale aus dem Schrank nehmen und diese mit Wasser füllen, um sie anschließend dem Hund zu reichen.

F) Der Hund muss an diesem Tag gekämmt werden. Der Patient entnimmt dazu den Hundekamm aus einem Etui und bürstet das Tier. Die anfallenden Haare muss er danach aus dem Kamm lösen und diese in den Mülleimer beziehungsweise in die Toilette entsorgen.

Bei den oben genannten Beispielen ist nicht mehr ein korrekter Bewegungsablauf die vorrangige Intention des Trainings, sondern die selbstständige Ausführung bestimmter Tätigkeiten unter Nutzung aller Ressourcen. Es geht vor allem darum, den Patienten zu ermutigen, ihm Erfolgserlebnisse zu gewähren und ihn für den Alltag zu wappnen.

In der Geriatrie behandeln wir mit dem Hund zum Beispiel demenziell erkrankte Menschen mit dem Gedächtnistraining. Die für Ergotherapeuten bekannten Inhalte können auch über den Hund gestützt werden:

A) Sprichwörter zum Thema Hund sollen vervollständigt werden, zum Beispiel:

»Da wird ja der Hund in der Pfanne … verrückt«

»Hunde, die bellen … beißen nicht«

»Auf den Hund … gekommen«

»Den Letzten … beißen die Hunde«

(siehe Abb. 4, S. 77)

B) Literarische Zitate sollen diskutiert werden, zum Beispiel:

»Wenn Dir Dein Hund das Liebste ist, denk nicht, es wäre Sünde. Der Hund ist Dir im Sturme treu, der Mensch nicht mal im Winde!«
Franz von Assisi

C) Hunderassen sollen benannt werden und mit prägnanten Beispielen erklärt werden, zum Beispiel:

- Der Schäferhund hütet die Schafe oder begleitet die Polizei
- Der Windhund ist schnell wie der … Wind
- Der Dackel begleitet oft den Jäger oder Förster
- Der Dobermann oder Rottweiler beschützt den Hof
- Der Bernhardiner rettet Menschen aus Lawinengebieten (auf Grund des heutigen Rassestandards ist dem meist nicht mehr so, aber diese Meinung herrscht vor)

Das Gedächtnistraining wird natürlich über die Anwesenheit eines oder mehrerer Therapiehunde unterstützt. Durch die Wahrnehmung der Hunde und die Fixation auf deren Aussehen oder Handlung können die zu behandelnden Bewohner eines Heimes Erkenntnisbrücken schlagen und sich mit dem Thema vertrauter machen.

Es fällt jedem Menschen leichter, über etwas zu sprechen, das er mit seinen eigenen Augen sieht, vor allem in der Geriatrie spricht man so nicht über Luftschlösser, sondern über etwas, das man gleichzeitig anfassen und spüren kann.

Bitte beachten Sie in diesem Zusammenhang, dass die heute geriatrischen Patienten in ihrer Jugend oder persönlichen Blütezeit oftmals auch größere Hunde besaßen, wie zum Beispiel einen Schäferhund, Rottweiler oder Dobermann. Gerade in ländlichen Gebieten wurden diese Rassen von den zu Behandelnden selbst gezüchtet. Scheuen Sie sich deshalb nicht davor, auch große Hunde dieser Rassen einzusetzen, denn diese hatten damals noch nicht mit dem Ruf ihrer Boshaftigkeit zu kämpfen.

Und denken Sie daran: Wir behandeln in diesem Falle Menschen, die sich nur noch an »Damals« erinnern können! Setzen Sie mit Ihrer Arbeit an dem Punkt an, an dem der Mensch noch zu erreichen ist: in seiner Kindheit und in der Gefühlswelt!

Gerade im geriatrischen Bereich geht es um den verstehenden Umgang mit sehr alten desorientierten Menschen, geben Sie Hilfestellungen und versuchen Sie über die hundgestützte Therapie den Prozess des Fortschreitens dieser Krankheit zu verlangsamen beziehungsweise dem Patienten zu erleichtern. Ein mir bekannter Arzt prägte einmal den für mich sehr bedeutenden Satz: »Man sollte diesen Nihilismus ›ich kann sowieso nichts tun‹ dringendst verlassen!« Denken Sie bei Ihrer Arbeit daran, dass gerade Tiere bis zu einem gewissen Grade die verstandesmäßige Orientierung in der Welt ersetzen können und wir helfen können, dass Demenzkranke sehr viel später dem völlig hilflosen Zustand des Endstadiums zum Opfer fallen.

Es kann uns über den Hund gelingen, einen Zugang zu der verschlossenen Welt unserer Patienten zu finden!

In der Psychiatrie behandelt der Hundetherapeut zum Beispiel Persönlichkeitsstörungen und hilft, die Psyche zu stabilisieren.

Wir behandeln in unserem Beispiel einen achtjährigen autistischen Jungen, der seit seinem vierten Lebensjahr Auffälligkeiten zeigt. Dieser Junge leidet unter dem Asperger-Syndrom (F84.5) und zeigt folgende Diagnosekriterien:

- Mangelndes Verständnis für soziale Signale
- Sozial und emotional unangemessenes Verhalten

- Repetitives Befolgen seines Interesses
- Repetitive Routinen bezogen auf seine Lebensaspekte
- Nonverbale Kommunikationsprobleme (begrenzte Gestik, unbeholfene Körpersprache)
- Motorische Unbeholfenheit (Ungeschicklichkeit, Koordinationsstörungen)
- Rede- und Sprachbesonderheit (seltsame Prosodie)

Wie bei allen autistischen Erkrankungen ist das größte Problem das beeinträchtigte soziale Interaktionsverhalten. Wir stellen uns in diesem Beispiel folgende Ziele, die alle der verbesserten sozialen Interaktion dienen:

1) Verbesserung der nonverbalen Kommunikation
2) Steigerung der motorischen Leistung
3) Normalisieren der sozialen Interaktion und Beziehung zu Anderen

Wir beginnen die hundgestützte Therapie und machen Patient und Hund miteinander bekannt. Danach versuchen wir, den Hund in das alltägliche Leben zu integrieren und der Therapieverlauf sollte nacheinander folgende Schritte zeigen:

1) der Therapiehund soll als angenehm und normal empfunden werden
2) es soll das Verlangen hergestellt werden, den Hund zu streicheln
3) es wird deutlich gemacht, dass der Hund nur mit dem Patienten agieren kann, wenn der Patient dessen Körpersprache beherrscht und seine Prosodie bewusst und richtig einsetzt
4) der Patient setzt die Körpersprache deutlicher ein
5) Übungen wie »Sitz, Platz, Bleib, Komm« werden durchgeführt (sowohl auf Sprachaufforderungen als auch auf Handzeichen)

Damit ist ein Teil der sozialen Interaktion hergestellt und motorische Leistungen werden trainiert. Bisher beziehen sich die Fortschritte nur auf den Umgang mit dem Hund, im Verlauf sollen aber auch zu anderen Menschen verbesserte soziale Beziehungen geknüpft werden:

6) Spaziergänge mit dem Hund beginnen, der Patient muss sich in und an der Umwelt orientieren
7) Spiele mit dem Hund werden durchgeführt, wobei nonverbale Kommunikation geübt wird (der Hund agiert sein Leben lang fast nur nonverbal, wer also sollte dem autistischen Patienten ein besserer Lehrer für Mimik und Gestik sein als der Hund?)

Die Therapie des autistischen Patienten muss mehr und mehr an dessen Umwelt angepasst werden, der Hund sollte den Autisten also im weiteren Therapieverlauf mehr und mehr hinaus in die Welt begleiten. Autistisches Verhalten ist nur schwer zu therapieren, weshalb der Hund hier umso hilfreicher dazu dienen kann, die Hemmschwelle sinken zu lassen, die die Interaktion mit der Außenwelt verhindert.

Zusammenfassung 3.3

Die vielfältigen Möglichkeiten der hundgestützten Ergotherapie und deren breites Einsatzgebiet bieten viele Ansatzmöglichkeiten in der Behandlung, fordern aber auch enormes Wissen und stetige Weiterentwicklung.

Diese vielseitig kompetente Berufsgruppe kennt zwar die medizinische pathologiebezogene Symptomanalyse und bezieht sie in ihre Befunderhebung mit ein, befasst sich dann aber vor allem mit der Gesamtbetrachtung einer handlungseinschränkenden Problematik und deren mehrdimensionalen Konsequenzen für das betroffene Individuum und dessen Aufgaben und Rollen im Alltag (Thieme, 2000, S. 42).

Will die hundgestützte Therapie sich dieser Behandlungsweise anschließen, darf auch ihr ein vielfältig vernetztes medizinisches Grundwissen nicht fehlen, denn nur mit diesem Wissen kann fachübergreifend und patientenorientiert behandelt werden.

4. Therapiehunde in der Physiotherapie

4.1 Die Aufgaben der Physiotherapie

Die Physiotherapie ist an der Behandlung von körperlichen Beschwerden und Funktions- beziehungsweise Aktivitätseinschränkungen des Patienten orientiert. Der Physiotherapeut nutzt dazu seine manuellen Fähigkeiten sowie ergänzend dazu natürliche physikalische Reize wie Wärme, Kälte oder Druck.

Der Physiotherapeut hat es sich außerdem zum Ziel gestellt, die Eigenaktivität des Patienten zu fördern, wobei alle Behandlungen an die individuellen Gegebenheiten des Patienten angepasst sind.

Die hundgestützte Physiotherapie behandelt ebenso Funktionseinschränkungen des Körpers, nutzt aber dazu als natürlichen Reiz den Hund, welcher auch – wie oben zu sehen – Druck, Wärme, Kälte und Ähnliches ausüben kann. Interessanterweise ist hier zu erwähnen, dass der Hund von Patienten meist als »sehr warm« beschrieben wird, da seine Körpertemperatur deutlich über der des Menschen liegt.

Sowohl Physiotherapeut als auch Hundetherapeut haben das gemeinsame Ziel der verbesserten natürlichen und physiologischen Reaktionen des Körpers sowie ein verbessertes Verständnis des eigenen Körpers. Das wirkt sich letztendlich auf den Umgang mit dem eigenen Körper aus, sofern das für die Patienten bewusst zu beeinflussen ist.

Die hundgestützte Physiotherapie arbeitet vor allem in folgenden Bereichen:

- Bei und nach inneren Erkrankungen (Herzinfarkt)

- Bei neurologischen Erkrankungen (Schlaganfall, Parkinson-Krankheit)

- Bei geriatrischen Patienten (Kräftigung und Stabilisierung multimorbider Patienten, Einüben täglicher Bewegungsabläufe)

- Bei pädiatrischen Patienten (motorische und spastische Störungen, tonische Störungen, frühkindliche Hirnschädigungen, Frühgeborene)

- Bei der Rehabilitation nach Unfällen (zur Wiederherstellung der natürlichen Beweglichkeit, Kraft und Geschicklichkeit)

Wie an oben genannten Beispielen zu sehen ist, kommen Hund und Therapeut meist nur in sogenannten »Ausnahmefällen« zum Einsatz (häufig nur in der Rehabilitation). Oftmals steht das Therapiehundeteam vor der Behandlung von bettlägerigen Patienten oder Patienten, denen eine für uns normale soziale Teilhabe nicht oder nicht mehr möglich ist. In den wenigsten Fällen hilft der Therapiehund in einer normalen Praxis. Gerade am Beispiel der Physiotherapie ist zu erkennen, wie wichtig die soziale und emotionale Kompetenz des Hundes ist und was sie bewirken kann. Meist arbeitet die hundgestützte Therapie an Tonusnormalisierung und Einübung normaler und physiologischer Bewegungsabläufe, die über die durch den Hund gesetzten Reize deutlich besser ausgelöst werden können.

Stellen Sie sich in diesem Zusammenhang ihre eigene Reaktion auf einen warmen und weichen Hundekörper vor, bei dem sie sogar noch den Herzschlag oder die Atmung spüren: Werden Sie sich verspannen oder werden Sie sich entspannen? Wenn Sie ein Hundefreund sind und Sie dementsprechend keine Angst oder Scheu verspüren, wird sich Ihr Tonus in jedem Fall regulieren und die Berührung des Hundes wird für Sie sehr angenehm sein.

Genauso ergeht es unseren Patienten, wenn wir neben unseren manuellen Übungen den fremden Reiz des Hundes hinzufügen.

Bedenken Sie bitte, dass jede Bewegung des Patienten auch kontraindiziert sein könnte und Sie unbedingt über fundiertes Wissen über den Aufbau des menschlichen Körpers wie auch über dessen Bewegungsabläufe verfügen müssen. Ist dies der Fall, dann beginnt die hundgestützte Physiotherapie, wie schon in den Kapiteln 2 und 3 beschrieben, mit dem Bekanntmachen von Hund und Patient und dem Schaffen einer Vertrauensbasis, auf der Sie anschließend beginnen können zu therapieren.

Zusammenfassung 4.1

- Hund und Therapeut geben oft nur rehabilitative Hilfe (in manchen Fällen auch leistungsoptimierende Hilfe)

- Der Hund hilft dem Patienten, Auskunft über seinen eigenen Körper zu erhalten und diesen besser zu kontrollieren

- Hund und Patient benötigen eine Vertrauensbasis, da bei der Physiotherapie oft enger Körperkontakt von Nöten ist

- Die Aufgabe des Therapeuten besteht darin, den Hund gezielt so einzusetzen, dass er für die nötigen Reize und Impulse sorgen kann, siehe 3.2 und 3.3

4.2 Die Aufgaben des Hundes in der Physiotherapie

Da die Physiotherapie eine sehr dynamische, die Bewegung fördernde Behandlungsmethode ist, sollte man denken, dass auch der dazugehörige Hund aktiv sein sollte. Dem ist aber nicht so!

Der Therapiehund hat in diesem Bereich grundsätzlich nur drei aktive Funktionen:

- Zum Training der Motorik nimmt er ein Leckerli aus der gereichten Hand
- Zum Training der Motorik bringt er einen geworfenen Ball zurück
- Er begleitet den Laufen lernenden Patienten in dessen Tempo und gibt ihm Stütze

Alle anderen physiotherapeutischen Übungen werden mit einem passiven Hund durchgeführt, der wie schon in der Logopädie und Ergotherapie viel Geduld mitbringen muss. Der Therapiehund hat in der Physiotherapie sehr engen körperlichen Kontakt zum Patienten. Da hier das Hauptaugenmerk der Behandlung liegt, sind folgend mögliche Lagepositionen des Hundes beschrieben:

- Der Hund sitzt auf dem Schoß eines im Rollstuhl sitzenden Patienten
- Der Hund sitzt auf dem Tisch eines im Rollstuhl sitzenden Patienten
- Der Hund liegt rechts- oder linksseitig neben einem liegenden Patienten
- Der Hund liegt unter den Beinen eines liegenden Patienten
- Der Hund liegt vor einem im Schneidersitz sitzenden Patienten
- Der Hund sitzt auf dem Schoß eines am Bettrand oder auf der Bobath-Liege sitzenden mobilisierten Patienten
- Der Hund liegt an den Füßen eines sitzenden oder liegenden Patienten
- Der Hund sitzt erhöht vor einem zu animierenden Patienten

Bei allen Beispielen muss der Patient physiologisch in der Lage sein, den Hund aktiv oder passiv zu erreichen. Beachten Sie bitte die Zielstellung der Therapien und die möglichen Ressourcen des Patienten … »Für das Üben in funktionellen Mustern muss zunächst festgelegt werden, welches Bewegungsmuster gewünscht wird. Dann wird die betroffene Extremität im gewählten Muster mit manueller, mechanischer oder eigener Hilfe des Patienten bewegt.« (Thieme, S. 48, 2000)

So muss der Patient zum Beispiel beim Training der Feinmotorik eine freie Schulter haben und den Arm nicht zu sehr in Extension halten müssen. Nur dann kann es ihm gelingen, den Hund zu streicheln und zu kraulen, indem er seine Hand fließend öffnet und schließt und die Finger dementsprechend bewegt.

4.3 Das Zusammenspiel Therapeut und Hund, konkrete Beispiele

Die konkreten Beispiele des möglichen Einsatzes des Hundes sollen nun in verschiedenen therapeutischen Übungen zusammengefasst werden.

Je nach Befund des Patienten werden verschiedene Behandlungsziele definiert und der Behandlungsplan aufgestellt. Übergeordnete Ziele der hundgestützten Physiotherapie sind es, Dysfunktionen vorzubeugen, Schmerzen zu lindern oder den Normalzustand zu entwickeln, wiederherzustellen oder zu erhalten.

Dazu kann es unter anderem nötig sein:
- Kraft zu trainieren
- Ausdauer und kardiovaskuläre Belastbarkeit zu steigern
- Mobilität und Flexibilität zu fördern
- Stabilität zu sichern
- Entspannungsfähigkeit zu fördern.

Der menschliche Körper reagiert auf die auf ihn wirkenden Kräfte und Belastungen und entwickelt sich dementsprechend. Stellen wir uns nun ein pädiatrisches Kind vor, welches durch frühkindliche Hirnschädigung (siehe 4.1) nicht in der Lage ist, sich in seiner Umwelt richtig zu bewegen und in ihr zu agieren, so stellen wir schnell das Fehlen normaler Belastungen fest. Dies führt zu Degeneration, Schwächung oder Deformität. Dementsprechend wirken auf den Körper unphysiologische Belastungen, wie der übermäßige Muskelzug einer Spastik, und rufen im unreifen Körper wiederum eine Deformität hervor.

Auch in der Neurologie kann eine lange Bettruhe nach Apoplex zu Osteoporose und Muskelatrophie führen.

Wie also können wir mit dem Hund die Physiotherapie unterstützen und solchen Folgeerscheinungen entgegenwirken?

Kraft trainiert man, indem man die metabolische Kapazität des Muskels übersteigt. Stellen wir uns einen Patienten nach Apoplex vor, der seine Zeit seit mehreren Monaten im Bett beziehungsweise im Rollstuhl verbringt und dessen Beinmuskulatur sich dementsprechend zurückgebildet hat. Möchte dieser Patient wieder laufen lernen, so muss er zunächst lernen, aus dem Rollstuhl beziehungsweise aus dem Bett aufzustehen und sich einige Minuten im Stand bei unterschiedlichen Belastungen zu halten.

Wir positionieren den im Rollstuhl sitzenden Patienten vor ein erhöhtes Bett oder Ähnliches. Auf dem Bett sitzt der Hund. Der Hund ist in diesem Beispiel passiv, er animiert den Patienten durch seine Anwesenheit und lässt Körperkontakt zu.

Es wird nun eine möglichst günstige Position zum Aufstehen gewählt. Beachten Sie bitte die Stellung und Belastung der Füße, die Position des Rumpfes und Kopfes sowie die Haltung der Arme: die Füße stehen gerade mit gleichmäßigem Kontakt zum Boden, das Becken ist aufgerichtet, der Rumpf ist möglichst gerade, die Augen blicken auf das Ziel (den Hund) und die Arme befinden sich neben dem Körper oder leicht davor. Nun ermutigen wir den Patienten aufzustehen, um sein Ziel (den Hund) zu erreichen.

Beim Aufrichten achtet der Therapeut auf dynamisches und physiologisches Vorgehen und hilft anschließend beim geraden Stehen. Der Hund liegt so weit erhöht, dass der Patient sich im Stand gerade aufwärts richten kann und nicht gezwungen ist, herabzublicken und dadurch Kopf und Schultern sinken zu lassen.

Der Patient steht jetzt gerade und blickt auf den Hund. Er wird nun animiert, den Hund zu streicheln. Hat er sich bisher an geeignetem Hilfsmaterial festgehalten (meist eine Folgeerscheinung, um für sich selbst den sicheren Stand zu gewährleisten), so muss er nun mindestens eine Hand lösen, um in Kontakt mit dem Hund zu treten. Der Patient übt in diesem Moment sowohl Gleichgewicht als auch Steigerung der Kraft. Es ist dem Therapeuten sogar möglich, durch geeignete Hilfestellung und Aufforderung entstandenen Sekundärproblemen wie einem lateralen Shift entgegenzuwirken.

Der Therapeut animiert nun also den Patienten zum Streicheln des Hundes und beachtet dabei mögliche Fehlhaltungen und daraus folgende Aufgabestellungen:

- Wie liegt der Hund?
- Sollte der Patient mit rechts oder mit links streicheln?
- Sollte der Patient den Arm in Extension halten und entfernte Regionen des Hundes streicheln oder sollte er den Arm in Beugung halten und nahe Regionen des Hundes berühren?

Nach einiger Zeit des Körperkontakts wird der Patient gebeten, sich wieder zu setzen. Beachten Sie bitte auch das richtige physiologische Hinsetzen, nach all der Mühe darf Ihr Patient nicht wie ein nasser Sack zurück in den Rollstuhl fallen!

Im Anschluss entscheiden Sie, wie oft Sie die Übung wiederholen und wie lange der zu Behandelnde zu stehen in der Lage ist. Steigern Sie in den folgenden Einheiten das therapeutische Programm und fügen Sie neue Inhalte hinzu, das könnten zum Beispiel sein:

- Der Patient steht nun seitlich zum Hund.
- Der Hund bewegt sich und der Patient muss ihm folgen (und somit auch sein Gewicht verlagern), um ihn weiter erreichen zu können.
- Der Patient steht länger und spielt in der Zwischenzeit mit dem Hund.

Ziel der Übungen ist es, die Kraft des Muskels zu erhöhen, indem Hypertrophie und höhere Rekrutierung motorischer Einheiten induziert werden.

Der Vorteil dieser Behandlung ist ganz deutlich die Ablenkung des Patienten und seine enorme Willenskraft. Wer von Ihnen schon mal einen überaus depressiven und passiven Patienten behandelt hat und das Ziel verfolgte, ihn zu aktiveren, der weiß, wovon ich rede.

Dabei muss man dem zu Behandelnden zu Gute halten: Wofür sollte er sich bemühen? Warum sollte er den Anweisungen der Therapeuten Tag für Tag folgen, wenn er kein klares Ziel vor Augen hat? Was wäre für ihn ein kurzfristiges Ziel (nicht: in einem halben Jahr könnten Sie eventuell wieder am Rollator gehen), wo bleibt für ihn die Ermutigung und Freude an der Therapie?

Ergo: Was sollte ihn zu einer besseren Compliance (auch über die Therapieeinheit hinaus) bewegen?

Nun, in diesem Beispiel haben wir den Patienten eindeutig ermutigt und ihn physiotherapeutisch mit einem passiven Hund unterstützt. Er sollte im Therapieverlauf länger stehen können und das Aufstehen sollte mehr und mehr gerade und physiologisch erfolgen. Im nächsten Schritt könnten Sie mit dem Patienten den Vierfüßlerstand üben oder ihn die ersten Schritte gehen lassen.

Ausdauer und kardiovaskuläre Belastbarkeit können durch zwei Varianten gesteigert werden. Man steigert entweder die Ausdauer eines Muskels oder einer Muskelgruppe oder aber man steigert die Ausdauer des Gesamtorganismus.

Die hundgestützte Physiotherapie arbeitet, wie eingangs schon erwähnt, oft nur in Ausnahmefällen. Stellen wir uns deshalb keinen Leistungssportler vor, dessen bestimmte Muskelgruppen wir trainieren wollen, sondern stellen wir uns einen geriatrischen Patienten vor, dessen Lebensqualität wir erhalten wollen.

Dieser geriatrische Patient (Folgendes ist nur ein Beispiel) soll befähigt werden, sich weiter in seiner Umwelt zu bewegen. Er ist demenzerkrankt, ihm fehlt die nötige Eigeninitiative, er findet keine Beschäftigung, während der er sich ausreichend bewegen könnte und auf Grund seiner Ängste fehlt ihm der Mut, sich ausreichend weit von seinem Zimmer und der gewohnten Umgebung zu entfernen.

Bei diesem Patienten möchten wir die Ausdauer des Gesamtorganismus erhalten. Er soll befähigt werden, sich weiterhin einer niedrigen Belastung wie längerem Laufen auszusetzen, so dass er unter Begleitung einen Ausflug in den Park unternehmen kann oder sich im nahen Drogeriemarkt seine Pflegeutensilien beschaffen kann.

Der Patient lässt sich über einen Hund sehr gut animieren, da er in seiner persönlichen Blütezeit selbst Hunde gehalten hat und eine enge

Beziehung zu ihnen hatte. Nach dem Tod des Lebenspartners und dem Umzug in die Seniorenresidenz konnte der Patient keine Hunde mehr halten, trauert dieser Beziehung aber nach.

Im ersten Schritt machen Sie Patient und Hund miteinander bekannt, die Therapie gilt dabei als Besuch und nicht als Therapie. Der Bewohner des Pflegeheimes soll sich nicht therapiert, sondern umsorgt, besucht und gefordert fühlen!

Im zweiten Schritt schlagen Sie bei gutem Wetter einen Spaziergang mit dem Hund vor, da dieser sich sowieso die Beine vertreten muss und der Bewohner doch bei diesem schönen Wetter auch die Frischluft genießen könne.

Machen Sie dieses Vorgehen zu einem Ritual, verinnerlichen Sie es bei dem Patienten! (»Der Hund muss hinaus ins Freie, ich kann dabei helfen, ich nehme an der Gesellschaft teil. Wenn der Therapeut kommt, muss und will ich mich bewegen.«)

Im Therapieverlauf behalten Sie die Zeitdauer des Spaziergangs bei beziehungsweise steigern diese. Auch eine kleine Rast zum Streicheln des Hundes, Ballspiele beziehungsweise das Üben von Kommandos mit anschließender Leckerligabe zur Belohnung sind erlaubt.

Der Patient bewegt sich also weiterhin, er hat einen Anreiz und die nötige Vertrauensperson dazu gefunden. Das hat auch für seine allgemeine Ausdauer Vorteile: Das Sauerstofftransportsystem wurde ausreichend belastet und die kardiopulmonale Belastbarkeit kann beibehalten werden. Der Bewohner kann ermutigt werden, weiter am gesellschaftlichen Leben teilzunehmen und Sekundärprobleme wie eine unzureichende Belastung der Muskulatur und des Sauerstofftransportsystems können vermieden werden.

Sprechen Sie aber bitte ihre Vorgehensweise mit dem zuständigen Personal beziehungsweise Arzt ab: In jedem Falle wird die Erkrankung irgendwann soweit fortgeschritten sein, dass der Patient neurologisch und psychisch nicht mehr in der Lage ist, an den Übungen teilzunehmen beziehungsweise deren Inhalt zu verstehen. In diesem Stadium sollten Sie auch Ihre Übungen drosseln und dem Körper des Bewohners die Zeit und Möglichkeit geben, sich auszuruhen und zu regenerieren. Es werden sich in diesem Falle andere physiotherapeutische Übungen finden, deren Bedeutsamkeit nicht weniger wichtig ist!

Mobilität und Flexibilität bezeichnen die Beweglichkeit in Form von Durchführung physiologischer Bewegungen der Gelenke und Weichteile.

Stellen wir uns einen Patienten nach Apoplex vor, dessen normale Körperbewegungen auf Grund einer Hemiparese eingeschränkt sind. Die Gelenke und Weichteile versteifen beziehungsweise verkürzen sich. Die Muskulatur ist immobilisiert und verliert ihre Flexibilität. Sie verkürzt sich auf die Länge, in der sie während der Zeit der Erkrankung gehalten wird. In folgendem Beispiel besprechen wir die Dehnung der verkürzten Muskulatur mit passiven Anwendungen.

Der Patient ist nach einem Klinikaufenthalt mit der Diagnose des Apoplex in ein Pflegeheim entlassen worden und wir behandeln ihn dort ambulant. Er kann die gesamte linke Peripherie nicht aktiv bewegen und es besteht die Gefahr der Kontraktur. Wir haben mit dem Hund deshalb die Aufgabe, die linke Peripherie zu dehnen, um das natürliche Bewegungsausmaß weitestgehend zu erhalten.

Der Hund liegt linksseitig des im Bett aufgerichteten Patienten ungefähr auf Höhe des Oberschenkels. Der Patient wird animiert, den Hund zu streicheln und ihn zu begrüßen. Daraufhin wird er seine rechte Hand dem Hund zuführen um ihn zu berühren, ihn zu begrüßen und zu spüren. Belassen Sie die rechte Hand beim Hund und wenden Sie sich der betroffenen linken Seite zu: Da der Patient dazu selbst nicht in der Lage ist, dehnen wir den linken Arm soweit in Extension, dass die Muskulatur über das freie Bewegungsausmaß hinaus gedehnt ist (beachte: dieser Patient hat eigentlich kein freies Bewegungsausmaß) und sich in größtmöglicher Streckung befindet. Halten Sie diese Dehnung bis zu einer halben Minute, eventuell führen Sie in dieser Zeit Mikrobewegungen der linken Hand durch, die die Muskulatur des gestreckten Armes nicht zu sehr belastet.

Intensität und Dauer der Dehnung sind von der Toleranz des Patienten abhängig. Versuchen Sie deshalb zum Beispiel nicht, eine zu hohe Intensität anzusetzen, sondern dehnen Sie nur kurz über das normale Bewegungsmaß hinaus, wenn Sie spüren, dass die Toleranz des Patienten nachlässt.

Wiederholen Sie die oben beschriebene Dehnung mehrmals und beachten Sie dabei bitte, dass es eigentlich notwendig wäre, das neue Bewegungsausmaß regelmäßig auszuschöpfen, wenn Sie die gerade erworbene Längenänderung der Muskulatur beibehalten wollen.

Gerade in diesem Falle ist die Zusammenarbeit in einem interdisziplinären Team zwischen Arzt, Therapeuten und Pflegekräften sinnvoll. Erfragen Sie den Hintergrund und die Wünsche Ihres Patienten, besprechen Sie diese mit dem behandelnden Arzt und legen Sie ein Therapieziel fest. Informieren Sie sich bei den Pflegekräften über die aktuelle Tagesform und geben Sie ein Feedback über den Behandlungserfolg, auch wenn er nur temporär ist. Besprechen Sie sich mit dem Kollegen der Ergotherapie und der Physiotherapie, die nicht hundgestützt arbeitet und legen Sie interne Behandlungsziele fest. Auch der Sozialdienst, der zu dem Patienten in der Absicht eines persönlichen Gespräches kommt, kann im Gespräch die linke Hand des Patienten nehmen und sie passiv dehnen.

Ein multiprofessionelles Team ist in der Arbeit mit dem Patienten unbedingt anzuregen und fordert Kommunikation und vor allem eine patientenorientierte Arbeit!

Im Bereich der Palliativversorgung ist das multiprofessionelle Team unerlässlich und es wird mit Augenmerk auf den Patienten gehandelt, insofern das vertretbar ist. Lassen Sie uns diese Behandlungs- und Pflegeweise auch auf den normalen Patienten übertragen. Warum sollte er das nicht verdient haben?

Stabilisierung bezeichnet das Schaffen einer sicheren Basis für funktionelle Bewegungen durch die synergistische Koordination des neuromuskulären Systems.

Stellen wir uns ein Kind mit degenerativer Erkrankung vor, dessen Muskelsystem nach und nach abbaut. Ziel unserer Behandlung ist es, die Selbstständigkeit so lange wie möglich zu erhalten und die dafür notwendige Eigenbewegung weitestgehend zu sichern. Dazu gehört zum Beispiel die Stabilisierung der proximalen Körperabschnitte wie Rumpf, Becken oder Schultergürtel. Diese bilden dann die Grundlage für angemessene Stellung und Bewegung der Arme oder Hände.

Wir setzen den Patienten an den Rand einer Bobath-Liege, so dass seine Füße in geradem Kontakt zum Fußboden stehen und er sich stützen kann. Der Therapeut positioniert sich sitzend hinter dem Patienten, seine Beine seitlich der Beine des Patienten. Der Hund liegt auf dem Schoß des Patienten und verhält sich passiv.

Der Therapeut unterstützt den Patienten, indem er seine Arme unter die des Patienten schiebt und ihn vorne am Thorax umfasst. Somit bleiben beide Partner beweglich und der zu Behandelnde kann genug Eigendynamik entwickeln, welche sich vom Therapeuten aber immer noch kontrollieren und stützen lässt. (siehe Abb. 5, S. 78)

Wir beginnen mit dem geraden Streicheln des Hundes ohne sonderliche Bewegung des Rumpfes, dabei bewegen sich nur Arme und Hände des Patienten. Im Anschluss dreht der Patient seinen Oberkörper in Rotation nach links und streichelt den Hund mit der rechten Hand (»vom Kopf über den Rücken bis zum Po des Hundes«). Diese Übung wird mehrmals wiederholt. Danach dreht der Patient seinen Rumpf in Rotation nach rechts und streichelt den Hund mit der linken Hand (»wieder vom Kopf über den Rücken bis zum Po des Hundes«). Der Therapeut gibt Hilfestellungen und korrigiert die Haltung des Patienten, wobei die Eigenbewegung so weit wie möglich selbst erfolgen sollte.

Bitte achten Sie unbedingt auf die dynamischen Bewegungsabläufe der funktionellen Aktivitäten. Sie benötigen in jedem Moment eine andere angemessene proximale Stabilität.

Außerdem sollten Sie beachten, dass diese Übung für alle Beteiligten sehr schwierig ist – jeder, der sie einmal durchgeführt hat, weiß davon. Behandeln Sie deshalb in Ruhe und weitestgehend nonverbal. Geben Sie nur nötige Hilfestellungen per Stimme. Diese Übung dient auch dazu, den eigenen Körper, dessen richtige Stabilität und kleinste muskuläre Bewegungen zu spüren und zu verinnerlichen! Es nützt deshalb nichts, wenn Sie Ihren Patienten zeitgleich unterhalten wollen und ihm eine lustige Geschichte von Ihrer bösen Schwiegermutter erzählen!

Entspannung bezeichnet das Bemühen, die Spannung in der Muskulatur herabzusetzen. Durch folgende Übung kann bewirkt werden, dass der Patient Spannungen in der Muskulatur wahrnimmt, kontrolliert und löst. Beachten Sie bitte, dass lang anhaltende Muskelspannung zu Schmerzen führt, es folgen Muskelkrämpfe und wiederum Schmerzen. Denken Sie an Ihre Kopfschmerzen, wenn Sie ihre Halswirbelsäule und umliegende Muskulatur vor dem Computer zu sehr beansprucht haben und sich danach nicht ausreichend Erholung und Bewegung gönnen!

In folgendem Beispiel machen wir uns das Wissen um die Kohärenz nutzbar. Wir versuchen, eine optimale Synchronisierung innerhalb des Organismus und nach außen herzustellen.

Der Hund legt sich auf die linke Seite und bleibt fortan passiv. Der Patient positioniert sich in Rückenlage mit seinem Kopf auf dem Bauch des Hundes. Der Therapeut sorgt dafür, dass die Ausgangsstellung des Patienten bequem ist und alle Körperteile gut unterstützt sind. Danach wird der Patient angeleitet, sich nach und nach zu entspannen. Zuerst soll er den Atemrhythmus des Hundes spüren und sich anschließend diesem anpassen. Sie können diese Übung auch mit Atemtechniken verbinden, wenn es die Vigilanz Ihres Patienten zulässt.

Wie schon bei der beschriebenen Übung zur Stabilisation müssen Sie hauptsächlich nonverbal therapieren und dem Patienten Zeit geben, sich auf die Therapie einzulassen und seinen eigenen Körper zu spüren.

Ziel ist es, die Atmung des Hundes und damit verbunden seine Bauchbewegung bewusst zu spüren und den eigenen Körper damit in Einklang zu bringen. Wenn Sie den Einklang und damit verbunden die Kohärenz erreicht haben, wird sich der Patient in jedem Fall muskulär entspannen.

Für dieses Beispiel benötigen Sie einen großen Hund mit langsamer Atemfrequenz. Zum einen muss der Hund das Gewicht des menschlichen Kopfes über längeren Zeitraum ertragen und zum anderen muss der Mensch sich den Atemzügen des Hundes in ihrer Geschwindigkeit anpassen können. Die Übung soll nicht dazu dienen, das schnelle Hecheln eines unter Druck stehenden Hundes zu imitieren!

> **Zusammenfassung 4.3**
>
> In der Zusammenfassung möchte ich gerne nochmals auf das Prinzip der Kohärenz eingehen. Ins Zentrum seiner Antwort auf die Frage »Wie entsteht Gesundheit?« stellt Aaron Antonovsky (1923-1994) einen »sense of coherence« (SOC), einen »Sinn für Kohärenz« (ein Kohärenzgefühl):
>
> »Das Kohärenzgefühl ist eine globale Orientierung, die ausdrückt, in welchem Ausmaß eine Person ein durchdringendes, dynamisches Gefühl des Vertrauens darauf hat, dass
>
> - die Stimuli, die sich im Verlauf des Lebens aus der inneren und äußeren Umgebung ergeben, strukturiert, vorhersehbar und erklärbar sind;
>
> - die Ressourcen zur Verfügung stehen, um den Anforderungen zu begegnen, die diese Stimuli stellen;
>
> - diese Anforderungen Herausforderungen sind, die Anstrengung und Engagement lohnen.«
>
> (Aaron Antonovsky: Salutogenese. Zur Entmystifizierung der Gesundheit. 1997, S. 36)

Für unsere physiotherapeutischen Patienten könnte das bedeuten, dass wir

- die Stimulation bewusst und strukturiert setzen müssen, nach Befolgen des aktuellen Therapieansatzes;

- die Ressourcen so weit wie möglich zur Verfügung stellen müssen, damit die Anforderungen bestens möglich bewältigt werden können, dies geschieht durch einen durchdachten und individuell angepassten Therapieplan;

- die Compliance des Patienten erhöhen, indem wir ihm einen aktuellen Reiz (Hund) bieten, für den sich Engagement und Anstrengung lohnen.

Beachten Sie bitte die eben beschriebene Herangehensweise, welche sicher noch erweitert werden könnte. Der Patient steht im Mittelpunkt des Geschehens! Wir haben unzählige Möglichkeiten zur Behandlung und unser Therapieplan sollte eines dieser unzähligen Ziele befolgen. Dennoch können wir die aktuelle Vigilanz und Tagesform unseres Patienten nicht vorhersehen und müssen die Therapie eventuell schnell verändern, um unser übergeordnetes Ziel zu erreichen!

5. Therapiehunde bei apallischem Syndrom, Phase F

5.1 Das apallische Syndrom, Phase F

Ein apallisches Syndrom, welches umgangssprachlich als »Wachkoma« bekannt ist, ist immer Folge einer schweren Schädigung des Gehirns. Diese wird am häufigsten durch ein Schädel-Hirn-Trauma oder Hypoxie als Folge eines Kreislaufstillstandes hervorgerufen. Außerdem können Schlaganfall, Meningitis und Enzephalitis, Hirntumore oder neurodegenerative Erkrankungen zu einem apallischen Syndrom führen. Infolge dessen kommt es zu einer massiven Schädigung des Großhirns, wobei neben dem Untergang der Hirnrinde auch eine beidseitige Schädigung des Thalamus oder der Formatio reticularis zu einem apallischen Syndrom führen können. Oft liegen jedoch Mischformen mit Schädigung mehrerer wichtiger Hirnregionen vor.

Ziel ist es, dass sich nach jeder Akutbehandlung eines der oben genannten Vorfälle so schnell wie möglich die Verlegung in eine Rehabilitationsklinik anschließen muss.

Zu diesem Zeitpunkt zeigt der Patient unter anderem folgende Symptome:

- Handlungs-, Orientierungs- und Affektstörungen
- Massive Einschränkung der nicht vegetativen Hirnfunktionen
- Teilweise Einschränkungen der vegetativen Hirnfunktionen
- Tiefere Grade der Bewusstlosigkeit
- Pathologisches Reflexverhalten

- Versorgung mit Trachealkanüle, Magensonde und Katheder

Es folgen die Phasen B bis E, in denen Frührehabilitation, medizinisch-berufliche Rehabilitation oder schulische und berufliche Rehabilitation erfolgen.

Leider bleiben bei einigen Betroffenen noch massive Schädigungen zurück, welche sich durch bleibende Bewusstlosigkeit (so schreibt es das Lehrbuch; jeder Therapeut wird bestätigen, dass sehr wohl Bewusstsein vorhanden ist) bemerkbar machen und eine normale Teilhabe am Leben nicht möglich machen. Dann spricht man vom apallischen Syndrom der Phase F, welches eine aktivierende Langzeittherapie und zustandserhaltende Pflege nötig macht.

Der deutsche Psychiater Ernst Kretschmer beschrieb 1940 einen Patienten im apallischen Syndrom folgendermaßen: »Der Patient liegt wach da mit offenen Augen. Der Blick starrt gerade oder gleitet ohne Fixationspunkt verständnislos hin und her. Auch der Versuch, die Aufmerksamkeit hinzulenken, gelingt nicht oder höchstens spurweise, reflektorische Flucht- und Abwehrbewegungen können fehlen …«

Mir persönlich gefällt diese Beschreibung sehr gut, da sie den offensichtlichen Zustand widerspiegelt, aber die Möglichkeit der Reizaufnahme ohne unbedingte Reizweiterleitung oder Ausführung offen lässt.

5.2 Der Beispielpatient

Unser Beispielpatient wurde 1959 geboren und war zum Zeitpunkt der Erkrankung 47 Jahre alt. Er erhielt folgende Diagnosen:

G 93.80 Apallisches Syndrom
G 93.1 Anoxischer Hirnschaden

G 92.49 Spastische Tetraparese und Tetraplegie, nicht näher bezeichnet
I 46.0 Herzstillstand mit erfolgreicher Wiederbelebung

Überlegen Sie bitte: Wie und mit welchen Zielen würden Sie diesen Patienten behandeln?

Der Patient war Säureschutzfacharbeiter und erlag im Sommer 2006 bei erheblicher Hitze in seinem Schutzanzug einem Hitzeschlag. Er hinterließ eine Frau mittleren Alters, einen Sohn, welcher sich gerade im Schulabschluss befand und eine achtjährige Tochter mit der infausten Prognose Mitochondriopathie.

Die Ehefrau wurde seine Betreuerin und entschied sich nach sieben Monaten Krankenhausaufenthalt und Rehabilitation für eine fachgerechte Unterbringung in einer Intensivpflege, in welcher eine aktivierende Langzeitpflege angestrebt wird.

Der Patient hatte in seiner näheren Umgebung immer Hunde und genoss den Kontakt zu ihnen sehr. Er hielt selbst jedoch keinen Hund. Er mochte alle Arten von Sport, besonders Fußball, interessierte sich aber auch für Schwimmen oder Skispringen. Er war begeistert von Musik, vor allem von den Rolling Stones. Seine Frau beschreibt ihn als liebevollen Ehepartner und fürsorglichen Vater, der für beide Kinder stets da war. Besonders durch die Erkrankung seiner Tochter hatte er zu ihr ein sehr inniges Verhältnis und war stets der verständnisvolle, aber auch animierende Part der Familie. »Er war sehr lustig und wir haben unsere Tochter mit seinen Späßen oft zum Lachen bringen können«, erklärte die Ehefrau. Einfache Dinge wie »Quatsch mit Soße« oder »Klar wie Kloßbrühe« brachten die Familie oft zum Lachen. Er hatte aber auch einen sehr trockenen Humor, mit dem er die Familie manchmal auf Trab hielt und sie zum Nachdenken brachte, dabei verzog er keine Miene.

Die Ehefrau wurde einige Jahre vor dem Unfall arbeitslos und seit der

Erkrankung der Tochter war die Aufnahme einer Arbeitsstelle unmöglich geworden. Der Patient unterhielt die Familie also auch finanziell.

Er liebte seinen Kaffee schwarz und hielt nichts von zusätzlicher Milch im Kaffee. Was er gar nicht mochte waren süße Speisen wie Milchbrei oder Grießbrei. Wenn Menschen sich lauthals stritten suchte er das Weite, damit konnte er nicht umgehen. Im Haushalt war er sehr hilfsbereit, »nur zum Wäscheaufhängen und Fensterputzen, dazu bekommst Du mich niemals« erklärte er seiner Frau einmal.

Wie und mit welchen Zielen würden Sie diesen Patienten jetzt behandeln?

Eventuell fragen Sie sich, warum ich Ihnen eine Vielzahl der Lebensumstände geschildert habe. Nun, der Mensch ist ein ganzheitliches Wesen. Hätten Sie diesen Patienten anders therapiert, ohne das Wissen um seine soziale Rolle?

Seien Sie sich sicher, Sie hätten ihn tatsächlich anders behandelt!

Wenn Sie für einen Patienten ein Therapieziel definieren wollen, benötigen Sie also neben der medizinischen Diagnosestellung immer auch Rahmeninformationen zu seinem Leben. Im Anschluss daran erstellen Sie temporäre und längerfristige Therapieziele, die Sie je nach Entwicklung anpassen und verändern müssen.

Getreu dem Motto »wer schreibt, der bleibt«, sind Sie in der Pflicht, sowohl Anamnese, als auch Stammdaten und Therapieziele sowie deren Evaluation zu dokumentieren. Nur so können Sie für Krankenkassen, Berufsgenossenschaften, Angehörige und vor allem für sich selbst eine durchdachte und für den Patienten gewinnbringende Therapie ermöglichen.

5.3 Therapieberichte

Ich möchte Ihnen an erster Stelle die Befunde und Einschätzungen der bisher an der Rehabilitation beteiligten Fachkreise darstellen. Dadurch gewinnen Sie einen Einblick in die bisher durchgeführten Therapien, deren Ziele und Erfolge.

Im Anschluss daran sind Zielsetzungen und Durchführung der hundgestützten Therapie dargestellt. Aufgrund der Vielschichtigkeit der Behandlung konnten einige Angaben nur stichpunktartig gemacht werden. Sie sind trotzdem so formuliert, dass sie klar zu verstehen sind und keine Fragen offen lassen.

Beim bewussten und tiefgründigen Lesen sowie Vergleichen mit den vorangegangenen Kapiteln können Sie eine detaillierte Arbeitsanweisung für Ihre Patienten gewinnen.

Bei Einzug in die Intensivpflege wurden vom Arzt folgende Hinweise übergeben:

Psychischer Befund:
Der Patient ist wach, die Augen sind geöffnet. Es findet sich keine sichere Blickfixation, kein sicheres Aufforderungsbefolgen. Der Patient brummt während der ganzen Untersuchung. Insgesamt Apallisches Syndrom.

Motorischer Befund:
Weiterhin findet sich im Bereich der Motorik eine ausgeprägte Beugespastik im Bereich der Ellenbogen- und Handgelenke mit beginnenden Kontrakturen.

Beurteilung:
Im Krankheitsverlauf sind deutlich zunehmende Einschränkungen erkennbar. Die Beugespastik an den Armen ist ausgeprägter, jetzt mit

beginnenden Kontrakturen. Die kardiopulmonale Situation hat sich, auch nach Angaben des Pflegepersonals, ebenfalls verschlechtert. Weiterhin gesichertes Apallisches Syndrom im Sinne eines »permanent vegetative State«. Es werden keine Änderungen in der aktuellen Medikation empfohlen.

Therapieziele:
- Prognosezeitraum abwarten
- Danach Gespräch mit Betreuer zum Therapieziel
- Bis dahin Reanimationspflicht und Krankenhauseinweisung

Von der Physiotherapie wurden folgende Hinweise übergeben:
Der Behandlungsverlauf gestaltet sich ohne Auffälligkeiten. Der Patient nimmt die Behandlung größtenteils im wachen Zustand wahr und reagiert auf die Therapieinhalte. Rollstuhlmobilisation sowie Kontrakturprophylaxe stehen im Vordergrund. Die Behandlung wurde aufgrund der starken Kontrakturen wenn möglich immer zu zweit durchgeführt.

Zur weiteren Behandlung erbitte ich ein Rezept von 30 KG ZNS drei- bis viermal wöchentlich.

Von der Ergotherapie wurden folgende Hinweise übergeben:

Defizite bei der Befundaufnahme:
- Flexion der Halswirbelsäule, Kontrolle des Kopfes nur bei starker Extension der Halswirbelsäule
- Mund fest geschlossen, schlechte Schluckfrequenz
- Husten spät und uneffektiv
- Aspiration von Speichel
- Zungenmotorik stark herabgesetzt
- Hypersensibilität im Mund und im pharyngalen Bereich
- Blickfolgebewegung teils, Fixation nur kurz möglich

Ergotherapeutische Zielsetzung:
- Verbesserung der Toleranz von Grundstimulation im Mund
- Schluckfrequenz erhöhen
- Hustenkoordination und Nachschlucken verbessern
- Lebensqualität erhöhen

Behandlungsverlauf:
Der Patient wird vorrangig im Rolli therapiert. Er ist oft sehr müde und schläft zwei- bis dreimal während der Therapie ein. Bei der Korrektur seiner Kopfhaltung erfolgen mehrere spontane Speichelschlucke, die Schluckfrequenz steigt. Dabei kommt viel Speichel aus dem Mund, dies zeigt deutlich, dass eine eingeschränkte Transportfunktion der Zunge vorliegt. Die Arbeit im Mund ist deutlich erschwert, da der Patient seinen Mund stark zusammenpresst und eine Beißtendenz besteht.

Der Patient aspiriert seinen Speichel, auf Grund dessen ist eine Freigabe der Entblockungszeiten nicht möglich. Der Patient toleriert die Grundstimulation im Mund nur teilweise, durch Wegdrehen des Kopfes und lautes Brummen signalisiert er sein Missfallen.

Empfehlungen für weitere ergotherapeutische Maßnahmen:
Ich bitte Sie um eine Folgeverordnung von 30 sensomotorisch-perzeptiven Behandlungen zweimal wöchentlich um eine Verbesserung hinsichtlich der oralen Therapie zu erreichen sowie die Nahrungsgabe anzubahnen. Ein weiterer Schritt wäre die Gabe von geringen Nahrungsmengen.

Die hundgestützte Therapie begann im Sommer 2007 zweimal wöchentlich mit folgenden Zielstellungen:
- Förderung der Wachheit, Kommunikation und Körpereigenwahrnehmung
- Förderung der Blickfixation
- Kontrakturprophylaxe

Der Therapieverlauf lässt sich aus den folgenden Zusammenfassungen erkennen, die Ihnen schrittweise das Vorgehen und Erfolge der hundgestützten Therapie vermitteln werden. Die Therapieberichte wurden so, wie Sie sie folgend lesen, auch an die Betreuer beziehungsweise Träger weitergegeben:

Tiertherapeutische Zusammenfassung 07 / 2007 bis 12 / 2007:
Eine Therapieauswertung im Einzelnen scheint bei dem Patienten kaum möglich, da die Hundetherapie durch vermehrt auftretende Krankheiten und Krankenhausaufenthalte sowie durch erneute rehabilitative Behandlungen oftmals unterbrochen werden musste.

Erfolgte die Therapie über einen längeren Zeitraum konstant, waren sichtliche Erfolge zu vermerken: Der Patient ist zunehmend in der Lage, Blickkontakt zum Hund aufzubauen und diesen über längeren Zeitraum zu halten. Auch spontane Bewegungen des Hundes kann er mit den Augen verfolgen, wobei die Fixation auf den Hund nahezu hundertprozentig erhalten bleibt.

Kontrakturprophylaxe erfolgte über anfängliche basale Stimulation über den Hund zur Förderung der Wachheit, Kommunikation und Körpereigenwahrnehmung (siehe z. B. 4.3 Mobilität und Flexibilität). Im Anschluss daran wurde durch taktile Reize eine Tonusnormalisierung angebahnt. Die Muskulatur konnte beidseits gelockert werden, so dass sich der Muskeltonus zunehmend normalisierte und während der Therapie konstant blieb.

Training im Kopf-Rumpf Bereich wurde ausgiebig vorgenommen, war aber für den Patienten schwierig umzusetzen. Teilweise gelang es ihm aber, den Kopf autonom zu halten, manchmal sogar über die gesamte Dauer der Therapie.

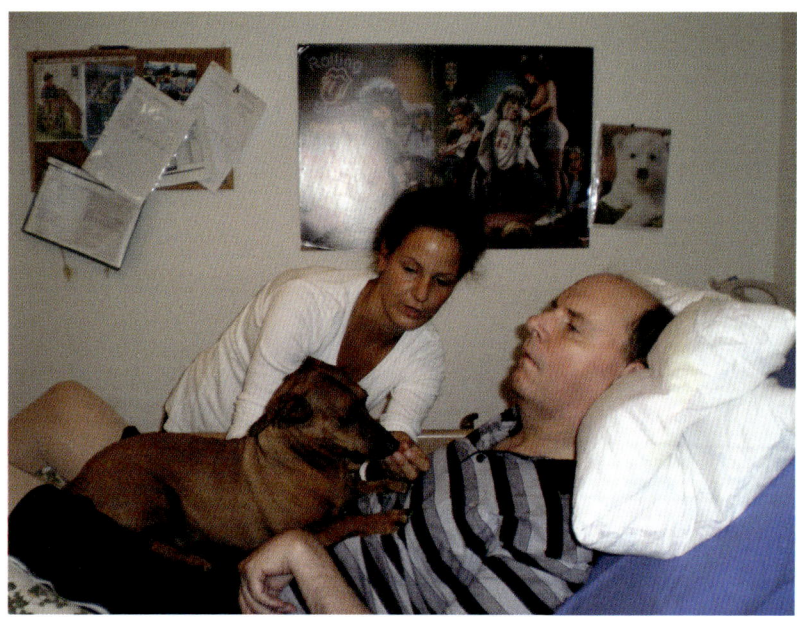

Abb. 1 Logopädie: Beginn des Gleitens mit ventral-ventralem Kontakt.

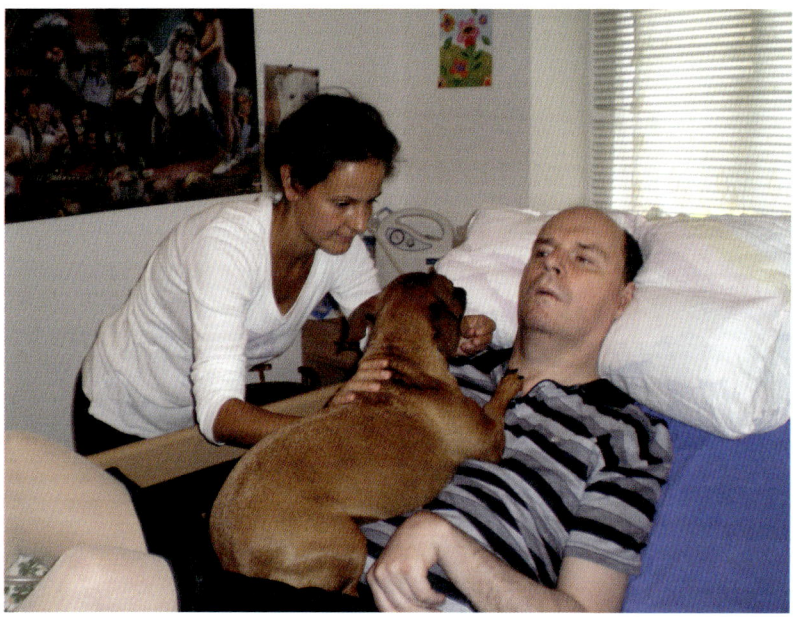

Abb. 2 Logopädie: Der Patient atmet ein, Hund auf Höhe des Brustbeins.

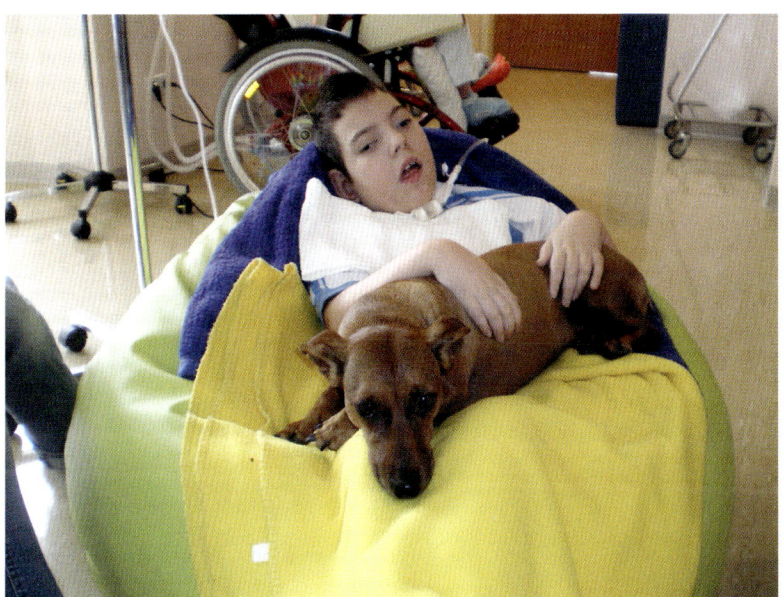

Abb. 3 Pädiatrischer Patient: Tonusregulation und Förderung der Sensibilität durch taktile Wahrnehmung.

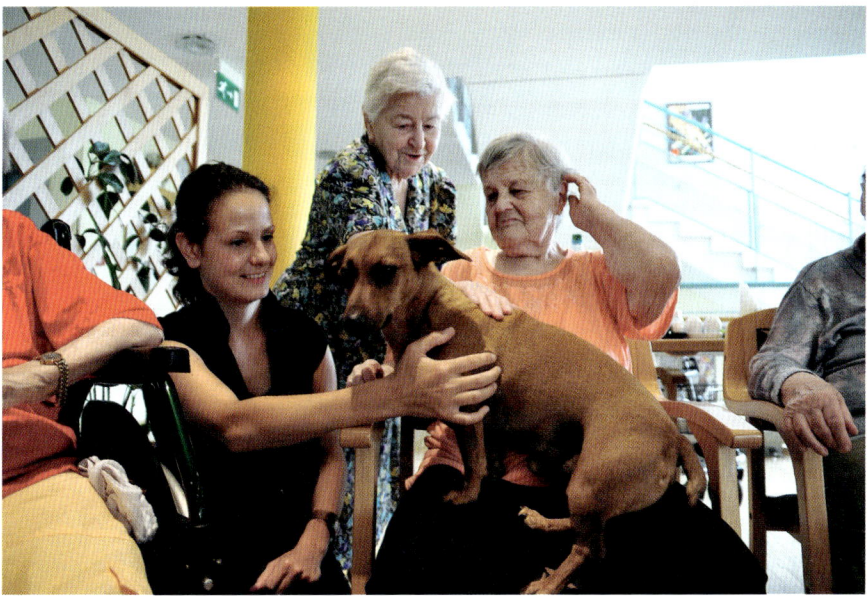

Abb. 4 Ergotherapie: Gruppentherapie Gedächtnistraining in einer sehr engagierten Pflegewohnanlage. www.katharinenhof.net

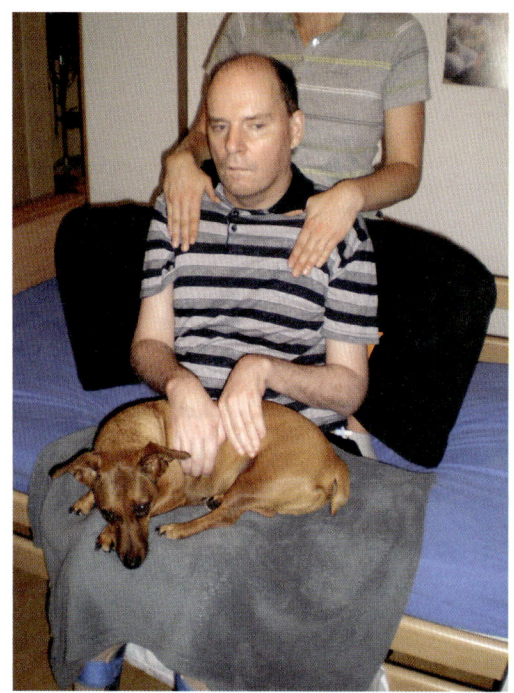

Abb. 5 Physiotherapie: Patient richtet sich bei Übungen zur Stabilisation sichtbar gerade, Therapeut stützt im Rücken.

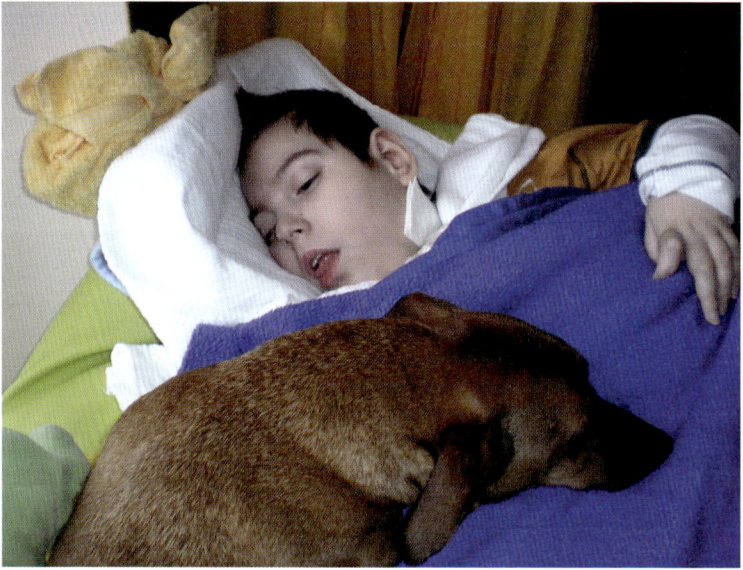

Abb. 6 Apallisches Syndrom: Förderung der Blickfixation bei einem elfjährigen apallischen Patienten.

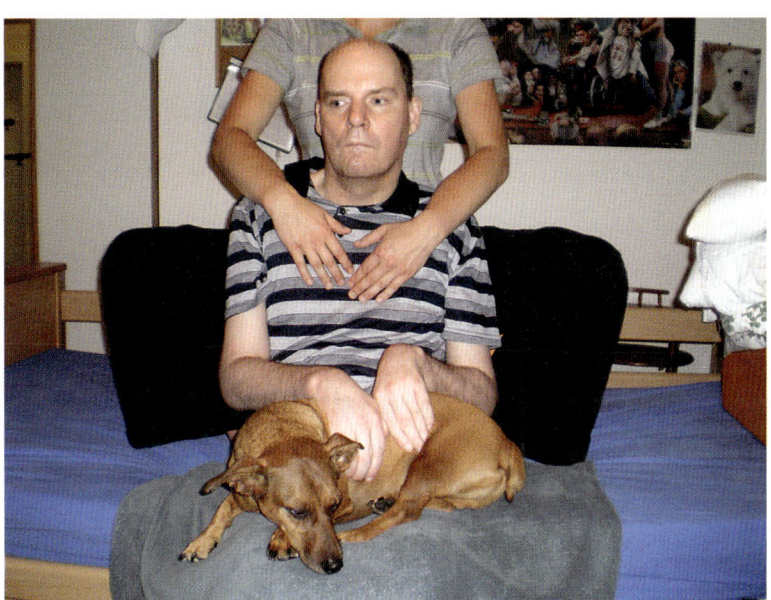
Abb. 7 Apallisches Syndrom: Patient sitzend am Bettrand mit Stütze durch den Therapeuten von hinten.

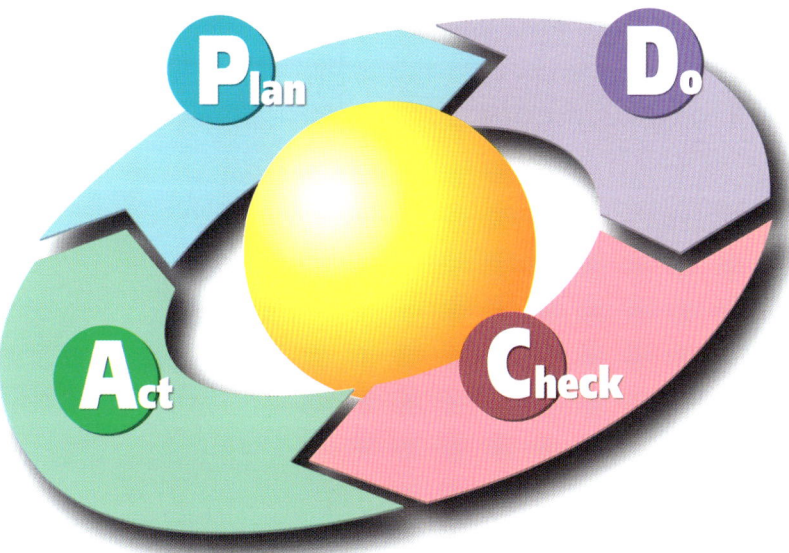
Abb. 8 Deming-Zyklus als eine Grundlage des Qualitätsmanagements.

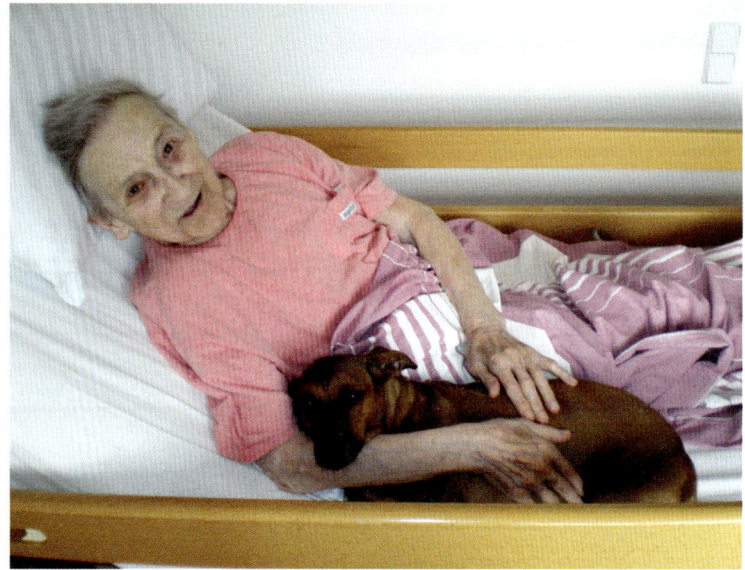

Abb. 9 Demenz: Patientin nach Kontrakturprophylaxe.

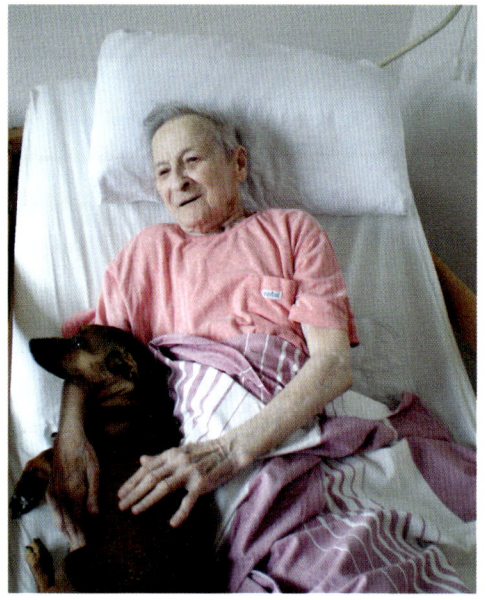

Abb. 10 Demenz: Patientin nach Aktivierung und Rotationsübungen. Sie richtet den Oberkörper entsprechend der Lage des Hundes.

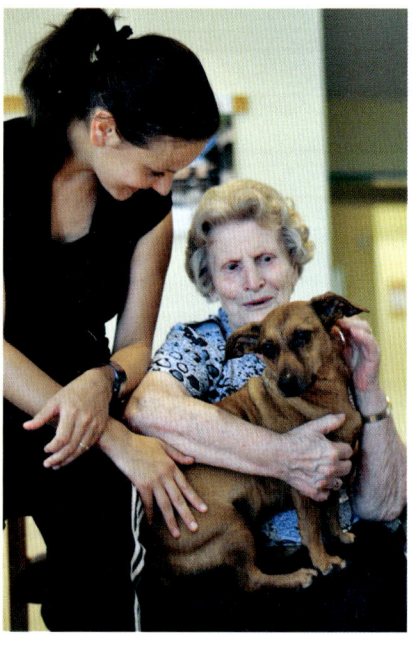

Abb. 11 Demenz: Biografiearbeit in der Einzeltherapie, hier im Rollstuhl

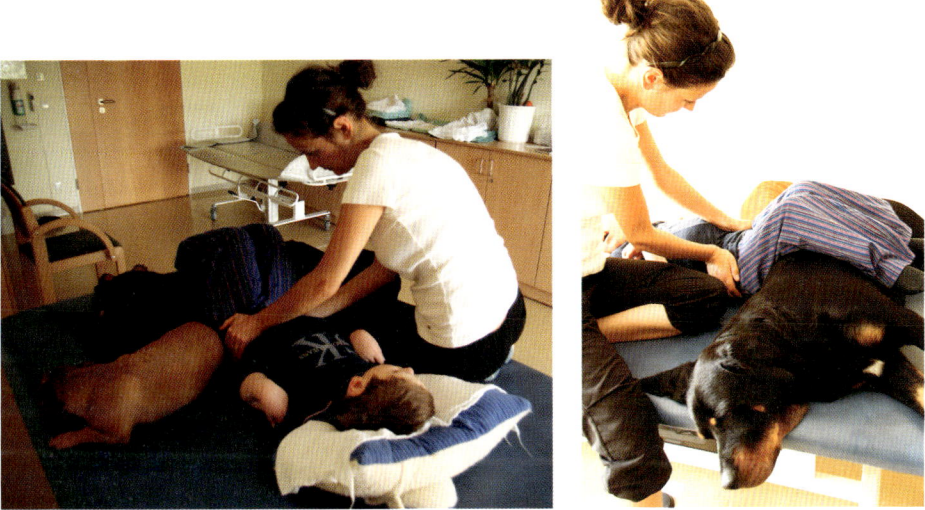

Abb. 12/13 Frühkindliche HS: Beim sehr spastischen Patienten empfiehlt es sich, zentral am Becken zu beginnen.

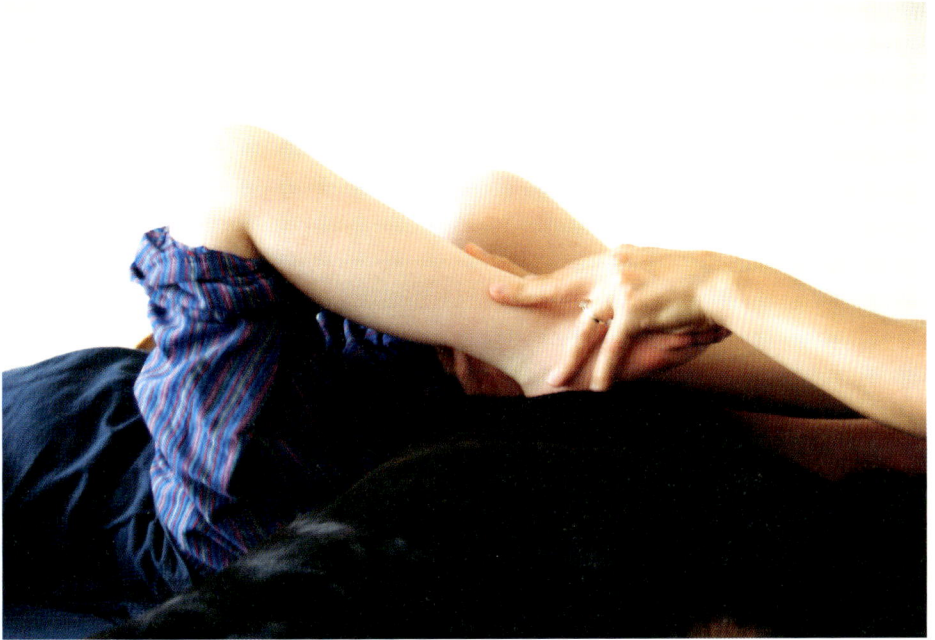

Abb. 14 Frühkindliche HS: Behandlung der Füße, Einbeziehung des Sprunggelenkes.

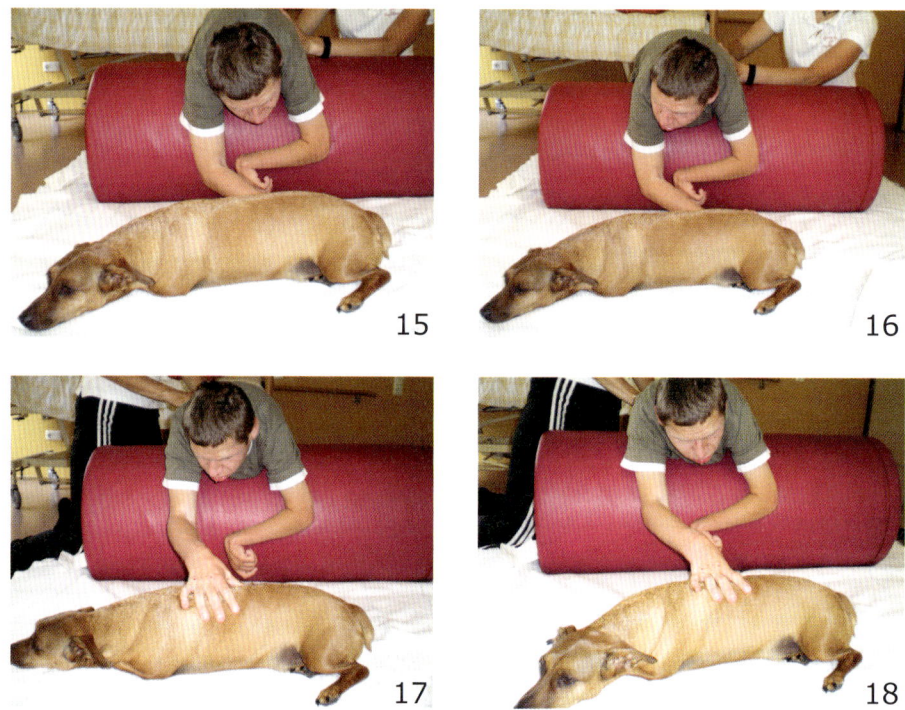

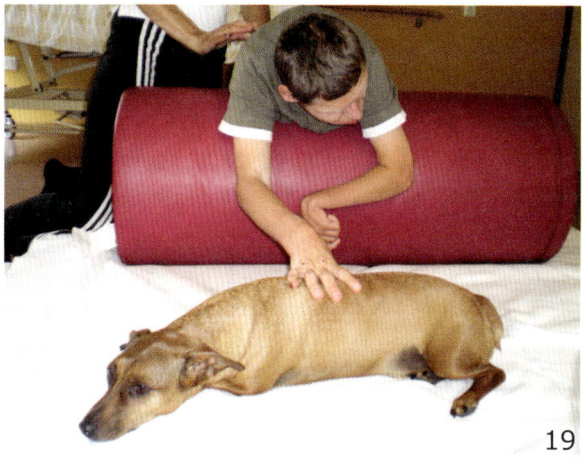

Abb. 15 - 19
Frühkindliche HS:
Abfolge der Therapie.
Der Patient verfolgt
sichtbar alle
Therapieschritte.

Reizsetzungen zur taktilen Wahrnehmung sind dem Patienten sehr angenehm, Unmutsbrummen verstummt augenblicklich und der Patient beginnt zu lautieren und zu entspannen. Dem Patienten ist die Hundetherapie sehr angenehm und Erfolge sind deutlich zu verzeichnen. Konträr zu den klinisch durchgeführten Maßnahmen entspannt sich der Patient, die Mimik lockert sich und der Tonus sinkt. Bewegt man den Patienten mit entsprechender Ruhe und gibt ihm ausreichend Zeit zu reagieren, ist er fast immer in der Lage, geforderte Aufgaben zu erfüllen.
(siehe Abb. 6, S. 78)

Tiertherapeutische Zusammenfassung 01 / 08 bis 06 / 08:
Im Januar 2008 wurde verstärkt an der räumlichen Repräsentation gearbeitet (siehe z. B. 3.3 In der Pädiatrie). Animiert durch taktile Reize über den Hund war der Patient zunehmend in der Lage, sich im Raum zu orientieren sowie seinen eigenen Körper darin wahrzunehmen. Unterbrochen werden mussten die Therapien häufig wegen verminderten Abhustens und Schlucken der Saliva, dieses Problem steigerte sich im Laufe des Halbjahres.

Im Februar 2008 wurde die Arbeit an der räumlichen Repräsentation auf die Spiegeltherapie ausgeweitet. Der Patient reagierte darauf sehr interessiert und war stets in der Lage, sich im Spiegel wiederzufinden und Bewegungen des Hundes über diesen zu verfolgen.

Hinzu kam die Therapie nach dem Johnstone-Konzept, woraufhin sich die Rumpfkontrolle wegen verminderter Kompensationsanforderung deutlich verbesserte und dem Patienten weiter verhalf, Kopf- und Nackenbereich zu stabilisieren und damit eine verbesserte Blickfixation und weiterführend eine noch bessere Orientierung im Raum herzustellen.

Um dem Patienten weiter Erfolgserlebnisse zu gewähren, wurde die Therapie auf Spaziergänge ausgeweitet, bei denen der Hund auf dem Schoß im Rollstuhl saß oder nebenher lief. Auch in diesem größeren räumlichen

Rahmen war eine Orientierung über den Hund stets möglich. Im März 2008 nahmen die Probleme des unkontrollierten Speichelflusses drastisch zu und behinderten den Patienten massiv. Ab März haben wir deshalb verstärkt im facio-oralen Bereich gearbeitet. Angeleitet wurden die Therapien durch Hundegeschichten mit anschließender Stimulation und F.O.T.T.

Anfänglich zeigte sich der Patient ablehnend und begann erneut mit Unmutsbrummen, im Verlauf konnte diese Haltung abgebaut werden und Berührungen im Gesichtsfeld wurden mehr und mehr zugelassen. Schließlich gelang es, den Patienten über den Hund zu entspannen und ihm so einen Weg aufzuzeigen, sich des Speichels zu entledigen.

Im April 2008 stellte sich heraus, dass beim Patienten keine ausgedehnten therapeutischen Maßnahmen an den unteren Extremitäten durchgeführt wurden. Deshalb begannen wir, Beine und Füße über taktile Reize zu stimulieren sowie die Propriozeption über Gewichtsverlagerung des Hundes zu fördern. Der Patient zeigte sich äußerst interessiert für die neue Reizsetzung, war stets motiviert und mit erhöhter Vigilanz. Er reagierte spontan und im Kontext auf die externen Stimuli mit geringen Eigenbewegungen an Bein und Fuß sowie mit Blickverfolgung des Hundes und der durchgeführten Maßnahmen.

Es gelang, den Tonus einem Normalmaß anzunähern und konstant zu halten, die Gliedmaße durchzubewegen und eigenständig Manipulationen zu fördern (siehe z. B. 3.3 In der Pädiatrie und In der Orthopädie). Erwähnenswert dabei soll aber auch die soziale Komponente sein, die sich ab April 2008 verbesserte. Der Patient war gut gelaunt, wach und mit für ihn gutem Aufforderungsbefolgen. Die entstandenen entspannten Situationen ließen ihn gestellte Aufgaben verwirklichen, was ihn weiter motivierte und lockerte. Nicht zuletzt war oftmals ein kleines Lächeln zu beobachten …

Im Mai 2008 gestalteten sich die Therapien auf Grund starken Speichelflusses mit Aspiration schwierig. Bei Kontaktaufnahme war der Patient stets missgelaunt und verspannt, er reagierte erneut abweisend und mit Zähneknirschen. So musste die Saliva zuerst gelöst werden, um mit der eigentlichen Therapie zu beginnen. Anschließend wurde der Patient im Rollstuhl so liegend wie möglich gelagert und mit basaler Stimulation über den Hund am Oberkörper begonnen. Der Patient war sehr erfreut über die therapeutische Abwechslung, war neugierig auf die Berührungen des Hundes und lächelte viel. Er verfolgte den Hund stets mit den Augen, die Mimik lockerte sich und er wurde im Kopf-Nacken-Bereich lockerer.

Im Juni 2008 war der Patient oft sehr emotional, in sich gekehrt oder schien traurig. Zu Beginn der Therapien war es die Aufgabe des Hundes, den Patienten zu motivieren und zu lockern. Anschließend wurde die Arbeit mit dem Igelball im Gesichtsfeld aufgenommen mit dem Ziel des Erreichens eines strukturierten Ansatzes zur Lautentwicklung.

Da der Patient seit unserer Arbeit im März 2008 Berührungen im faciooralen Bereich tolerierte, war der Ansatz hier nicht schwer zu gestalten. Unwillkürliche Laute entstanden oftmals schon nach zehn Minuten, das Erreichen willkürlicher Laute durch gezielte Mundbewegung gelang nach Animation über den Hund zweimal. Hervorzuheben ist, dass der Patient diese Therapien vollkommen wach, entspannt und locker beendete.

Zusammenfassend war bei dem Patienten während der Hundetherapie nach Sensibilisierung zu bemerken:

- Kontrolle des Speichels, Abhusten oder Schlucken

- Rumpf und Kopf können in vorgegebenem Maße kontrolliert werden (gezielte Kopfbewegung nach links oder rechts, autonomes Aufrechthalten des Kopfes, spontane Reaktionen im Kontext)

- Keine gesunkene Vigilanz, sondern stark variierende Emotionen waren zu beobachten

- Die Mitarbeit besserte sich, wenn man Erfolgserlebnisse gewährte

- Dem Hund war es fast immer möglich, den Patienten aufzubauen und ihn zu animieren, erhöhte soziale Komponente

Tiertherapeutische Zusammenfassung 07 / 08 - 12 / 08:
Der Patient ist seit Juli 2008 in einem anderen Bewohnerheim untergebracht. Der Patient wird stets mit erhöhter Vigilanz vorgefunden, ist wach und munter mit neuem Lebensmut.

Für die hundgestützte Therapie war es so möglich, neue Therapieansätze heranzuziehen, die nur mit erhöhter Vigilanz durchzuführen sind. Wir arbeiteten verstärkt an der Aufrichtung des Rumpfes sowie an der Kopf-Rumpf-Kontrolle (siehe z. B. 4.3 Stabilisierung). Der Patient war mehrmals in der Lage, sich nach Aufforderung und Animation durch den Hund selbstständig aufzurichten, Kopf und Rumpf gerade zu richten und dabei kontrolliert tief ein- und auszuatmen. Der Hund hatte dabei vermehrt die Aufgabe, die Rezeptoren am Oberkörper anzusprechen sowie schließlich auch im Blickfeld des Patienten zu arbeiten und Augenkontakt herzustellen. Der Patient war in der Lage, die Blickfixation über längere Zeiträume aufrechtzuerhalten.

Zusammenfassend lässt sich sagen, dass der Tonus während den Therapien stabilisiert werden konnte und der Patient in der Oberkörper-, Kopf- und Blickkontrolle deutlich an Leistung zugelegt hat. Ein Vergleich zu den bisherigen Therapien lässt sich kaum herstellen, die Erfolge sind deutlich sichtbar.

Auch im weiteren Therapieverlauf sollte die physiologische Haltung unter Einbeziehung mehrerer Komponenten angebahnt und gesichert werden.

Ebenso die Leistung der Blickfixation muss beibehalten werden. Unter anderem werden dafür weitere taktile und propriozeptive Reize gesetzt werden.

Tiertherapeutische Zusammenfassung 01 / 09 - 06 / 09:
Im ersten Halbjahr des Jahres 2009 wurde hauptsächlich an der Aufrichtung und Kontrolle des Kopf-Rumpf-Bereiches gearbeitet. Der Patient zeigte sich sehr stabil und mit weiterhin erhöhter Vigilanz.

Die Therapieeinheiten bestanden aus drei Phasen. Zum ersten wurde der Kontakt zum Hund hergestellt und leichte taktile Reize gesetzt. Zum zweiten wurde der Patient animiert, sich physiologisch und gerade aufzurichten sowie die Kopf-Rumpf Kontrolle einzubeziehen. Dadurch normalisierte sich der Tonus und der Patient war propriozeptiv gut ausgerichtet. Im dritten Schritt konnte die Kontrakturprophylaxe der Handgelenke durchgeführt werden beziehungsweise ein bewusstes Atmen geübt werden.

Die Kontrakturprophylaxe erfolgte mit vorheriger Sensibilisierung mit Vaseline, im Anschluss daran die Reize über den Hund. Der Patient war in der Lage, eine Hand-Augen Koordination anzubahnen und zeigte sich stets interessiert.

Wurde anstelle der Kontrakturprophylaxe das bewusste Atmen geübt, wurde der Patient im Rollstuhl nach hinten gelagert. Es folgte dann das Gleiten des Hundes am Oberkörper zur Stimulation des Ein- und Ausatmens (siehe z. B. 2.3 Wahrnehmungs- und Körperzentrierte Maßnahmen). Der Patient war in der Lage, mehrmals auf Aufforderung bewusst zu atmen und anschließend zu phonieren.

Zum Therapieende war der Patient oftmals erschöpft, so dass zur Animation und psychischen Stabilisierung der Körperkontakt zum Hund gewährt wurde, wobei der Patient sich sehr entspannte, oftmals lächelte und schließlich einschlief (siehe 4.3 Entspannung).

Im ersten Halbjahr konnten deutliche Fortschritte gemacht werden. Der Patient wird sich seiner Umgebung immer mehr bewusst und nimmt seinen eigenen Körper immer deutlicher wahr. Durch die Anpassung seines Rollstuhls im April ist ihm mit anfänglicher Hilfe eine gute physiologische Sitzposition möglich, die die Therapien eindeutig erleichtert.

Der Patient ist seit Juni 2009 sicher in der Lage zu phonieren, sowohl mit äußerer Unterstützung am Thorax als auch ohne Hilfe. Er lässt sich über den Hund nach wie vor gut animieren und zeigt immer besseres Aufforderungsbefolgen. Die Therapien müssen weiter evaluiert werden, damit die Fortschritte im zweiten Halbjahr genauso deutlich werden.

Folgend finden Sie eine detailliertere Zusammenfassung, die Ihnen helfen wird, den Vorgang und mögliche Evaluationen besser zu verstehen (die Bezeichnung TE bezieht sich auf Therapieeinheit, also auf die Dauer der Therapie):

Tiertherapeutische Zusammenfassung 07 / 09 - 12 / 09

04.07.2009   - 2TE -
- Patient bei Kontaktaufnahme sehr müde, kann im Verlauf über den Hund motiviert werden und erwacht
- Wegen niedriger Vigilanz hauptsächlich taktile Wahrnehmung in beiden Händen, verstärkt durch Vaseline
- Patient im Verlauf sehr aufmerksam, aber in seinen Reaktionen deutlich verzögert
- Zum Ende der Therapie erschöpft, schläft ein

11.07.2009   - 2TE -
- Patient heute mit erhöhter Vigilanz, auch im Therapieverlauf sehr aufmerksam
- Taktile WN beidseits, im Anschluss Beheben der Penetration durch den Hund

- Penetration kann behoben werden, Patient hustet deutlich ab und kann wieder frei atmen, ist aber im Anschluss erschöpft, so dass keine weiteren Stimmübungen durchgeführt werden können
- Im Therapieverlauf normalisiert sich der gesamte Körpertonus, so dass der Patient locker und beweglich ist und sich im Anschluss entspannen kann

18.07.2009   - 2TE -
- Patient mit hoher Wachheit, sehr konzentriert, bleibt im gesamten Therapieverlauf wach und aufmerksam
- Aufrichtung des Oberkörpers zum physiologischen Sitzen über Tapping des Hundes am Oberkörper und den Schultern
- Im Therapieverlauf verbessert sich die Speichelkontrolle deutlich
- Im Anschluss Atemübungen über den Hund, Patient mit ausgezeichneter Mitarbeit
- Patient agiert heute sehr deutlich mit seiner Umwelt, Vigilanz heute sehr stark erhöht

25.07.2009   - 2TE -
- Sehr gute Kontaktaufnahme, Patient wach und aufmerksam
- Nach falscher Sitzposition physiologisches, gerades Sitzen
- Taktile Wahrnehmung und Training tiefes Atmen über den Hund
- Patient kann erst mit, dann auch ohne Unterstützung sehr tief atmen und überzeugt durch sehr gute Mitarbeit
- Patient atmet frei und tief und fixiert zeitgleich den Hund, im Anschluss seufzt er tief und entspannt sich völlig

01.08.2009   - 2TE -
- Gute Kontaktaufnahme, auch im Verlauf sehr konzentriert
- Taktile WN und Ausstreichen der Hände
- Anschließend Tapping am Oberkörper über den Hund, im Anschluss Atem- und Stimmübungen zur Bildung von Vokalen

- Patient gelingt es, erst mit, dann ohne Hilfe mehrere Vokale zu bilden und lange zu halten

08.08.2009   - 2TE -
- Patient heute sehr nachdenklich und mitgenommen, er war am Tag zuvor zu Hause zum Geburtstag seiner kranken Tochter (das erste Mal zu Hause seit vier Jahren)
- Patient freut sich über den Hund, kann sich aber nicht in dem Maße wie sonst konzentrieren
- Streicheln des Hundes, vermehrte taktile WN, Durchbewegen der Peripherien und einfache Atemübungen, um keinen weiteren Druck zu erzeugen
- Patient arbeitet gut mit, ist aber scheinbar mit den Gedanken woanders

15.08.2008   - 2TE -
- Patient mit ausgezeichneter Vigilanz
- Bei Kontaktaufnahme noch ein wenig müde, im Therapieverlauf aber mit wachen Augen und spontanem, situationsbezogenem Blickverfolgen
- Aufrichten des Oberkörpers und physiologisches Sitzen, im Anschluss taktile WN über den Hund
- Förderung der Aktivität und Wahrnehmung der Umwelt, Patient heute sehr wach, mit Reaktionen, die eindeutig im Kontext erfolgen (reagiert auch auf Fragestellungen im Kontext)

19.08.2009   - 2TE -
- Therapieaufnahme nach Absprache mit Logopädie
- Patient sitzt bereits wach und aufmerksam im Rolli mit guten Tonusverhältnissen
- Taktile Wahrnehmung mit der Aufgabe, Hand – Auge bewusst zu steuern

- Patient kann mehrmals Hand und Auge koordinieren
  – nach links sehr gut möglich, nach rechts jeweils nur 50 % des Blickfeldes
- Anschließend basale Stimulation mit Tapping des Hundes am Oberkörper
- Patient fixiert spontan bei Bewegung des Hundes
- Im Anschluss erschöpft nach zwei Therapien (Logopädie)

22.08.2009   - 2TE -
- Patient weiterhin mit erhöhter Vigilanz
- Bei Kontaktaufnahme munter aber mit hohem Tonus und Aspiration
- Physiologisches Sitzen über Aufrichtung WS und Schultern
- Lockerung der Peripherie über takt. WN, Tonus normalisiert sich schnell
- Ausstreichen der Hände und Sensibilisierung mit Vaseline, im Anschluss erneut takt. WN
- Patient auch im Therapieverlauf sehr bewusst, phoniert viel

29.08.2009   - 2TE -
- Patient mit unwillkürlichem Muskelzittern und erhöhter Temperatur
- Wachheit im Allgemeinen aber vorhanden
- Versuch der Lockerung und Tonusnormalisierung, Patient bleibt aber angespannt

05.09.2009
- Therapie nicht möglich, Patient seit 29.08. abends im Krankenhaus

15.09.2009   - 2TE -
- Erstkontakt nach KH, Patient wach und aufmerksam
- Ruhige Kontaktaufnahme, takt. WN
- Mobilisierung des Oberkörpers über den Hund mit angepassten Tonusverhältnissen

- Patient fixiert, zeigt aber weiterhin leichte Kreislaufschwäche, daher nur einfachere Übungen
- Im Anschluss sehr müde

23.09.2009   - 2TE -
- Patient bei Kontaktaufnahme wach und aufmerksam
- Physiologisches Sitzen über den Hund, im Anschluss takt. WN
- Förderung der Hand-Augen-Koordination
- Lockerung der cranialen Muskulatur notwendig, im Anschluss gute Hand-Augen-Koordination möglich
- Weiterführende Mobilisierung des Oberkörpers, Patient fixiert den Hund spontan und bleibt auch im Verlauf sehr aufmerksam
- Zum Therapieende sehr entspannt

26.09.2009   - 2TE -
- Seit Krankenhausaufenthalt Kopf stets nach links gerichtet, weiterführende craniosacrale Therapie notwendig
- Nach Lockerung ist Patient in der Lage, zu fixieren und Kopf aktiv zu drehen
- Taktile WN und Vornüberbeugen des Oberkörpers, im Anschluss tiefes freies Atmen und gerades physiologisches Sitzen möglich

30.09.2009   - 2TE -
- Patient mit extrem hoher Vigilanz, aber auch hohem Tonus und Speichelfluss
- Bewusste Begrüßung und Fixation
- Tonusnormalisierung in Peripherie, anschließend Extension und Flexion frei möglich
- Im Anschluss Mobilisierung des Oberkörpers über den Hund, beim Wiederaufrichten ist aktive Mitarbeit zu beobachten, Durchbewegen und Streicheln des Hundes weiter frei möglich
- Sensibilisierung der Hände mit Vaseline

03.10.2009 - 2TE -
- Nach geradem, physiologischem Sitzen Bewegung beider Arme
- Anschließend Vornüberbeugen des Oberkörpers, beim Wiederaufrichten Streicheln über den Hundekörper mit Flexion der Arme
- Anschließend Sensibilisierung mit Vaseline und takt. WN
- Patient im Anschluss sehr müde, schläft sofort ein

07.10.2009 - 2TE -
- Ablauf wie bei vorherigen TEs, Routine hilft dem Patienten
- Sehr aufmerksam mit gutem Tonus im Oberkörper und Kopf-Schulter-Bereich
- Beim Wiederaufrichten des Oberkörpers kann Patient den Kopf selbstständig aufrichten und fixieren
- Sehr gute Hand-Augen-Koordination und Schluckfrequenz, erhöht sich konstant mit Aufmerksamkeit
- Patient lautiert sehr viel

14.10.2009 - 2TE -
- Patient bei Kontaktaufnahme sehr müde, Tonus nur leicht erhöht, dabei aber sehr passiv
- Taktile WN und Förderung der Fixation durch Bewegung des Hundes, Versuch der Verbesserung der Wachheit
- Patient fixiert und normalisiert sich im Tonus, bleibt aber ansonsten passiv

17.10.2009 - 2TE -
- Förderung des physiologischen Sitzens mit Durchbewegen der Arme und anschließender takt. WN
- Mobilisierung des Oberkörpers durch Vornüberbeugen und Flexion / Streicheln des Hundes beim Wiederaufrichten
- Patient zeigt sich im gesamten Therapieverlauf sehr aufmerksam und interessiert, sehr aktiv

- Im Anschluss erneut takt. WN und Sensibilisierung mit Vaseline, dabei wird er sehr ruhig, Tonus bleibt den Handlungen angepasst
- Zum Therapieende schläft Patient ein

24.10.2009   - 1TE -
- Patient sehr müde und passiv, zu Beginn erneut mit unwillkürlichem Muskelzittern und Nystagmus
- Frequenzen können im Verlauf normalisiert werden, Tonus passt sich an, Patient bleibt aber passiv und müde
- Durchbewegen und einfache taktile WN

31.10.2009   - 2TE -
- Patient wieder mit erhöhter Vigilanz
- Im Therapieverlauf sehr aufmerksam, fixiert immer wieder spontan und zeigt sich deutlich aktiver als bei letzter TE
- Durchbewegen beidseits mit Streicheln des Hundes
- Im Anschluss Mobilisierung im Rolli durch Vornüberbeugen des Oberkörpers, Fixation auf den Hund und Flexion / Extension der Arme entsprechend der Oberkörperhaltung
- Im Anschluss Tapping auf zurückgeneigtem Oberkörper zur Beeinflussung der Körpereigenwahrnehmung und Förderung des Phonierens
- Patient bleibt bei allen drei Therapieschritten sehr aufmerksam mit aktiver MA, phoniert im 3. Schritt vermehrt

07.11.2009   - 2TE -
- Patient wach und aufmerksam
- Wiederholung des Therapieablaufs wie am 31.10. zur Wiederherstellung der hilfreichen Routine
- Patient im Verlauf mit angepasstem Tonus und vielen aktiven Phasen

14.11.2009   - 2TE -
- Patient sehr aufmerksam, auch im Therapieverlauf wieder mit erhöhter Vigilanz

- Training Blickfixation und Sensibilisierung der Hände mit Vaseline
- Patient vermehrt mit Hand-Augen-Koordination

18.11.2009   - 2TE -
- Bei Kontaktaufnahme sehr schläfrig
- Wiederholung der drei Schritte (siehe 31.10.)
- Patient im Tonus sehr niedrig, Schultern beidseits frei beweglich
- Zeigt bei Aktivierung sehr gute Kopf-Rumpf-Kontrolle, auch Rotationsbewegungen sehr gut
- Schluckfrequenz erhöht sich wie gewohnt parallel zur Aktivität
- Erstmals Training Funktion Ausatmung durch Herabgleiten des Hundes vom Brustbein mit schließlich ventral-ventralem Kontakt, für Patienten neu und sehr anstrengend, bleibt jedoch interessiert und aufmerksam

25.11.2009   - 2TE -
- Erneute Absprache Physiotherapie und Logopädie
- Vorab Therapie im Bett, basale Stimulation und takt. WN
- Patient laut Pflegekräften mit Blutdruckschwankungen, während TE nicht zu bemerken

27.11.2009   - 2TE -
- Therapie auf Grund stetiger Kreislaufprobleme erneut im Bett
- Therapieinhalte wie am 25.11., während der Therapie sehr aufmerksam und aktiv, im Anschluss diesmal rapides Sinken des Blutdrucks zu beobachten, liegend

Am 01.12.2009 übernimmt neuer Pflegedienst.

05.12.2009   - 2TE -
- Erstkontakt mit neuem Pflegedienst, Patient sitzt nicht wie gewohnt im Rollstuhl

- Muss neu gesetzt werden, Tonus sehr hoch, deshalb anschließend Tonusnormalisierung über takt. WN und physiologisches Sitzen
- Absprachen und Anweisungen mit neuem Pflegedienst

12.12.2009   - 2TE -
- Patient sitzt erneut unphysiologisch im Rollstuhl, richtiges Sitzen und Aufrichtung des Oberkörpers
- Tonus bei Kontaktaufnahme sehr hoch, Aspiration ohne Abhusten
- Nach richtigem Sitzen Durchbewegen und taktile WN
- Im Anschluss Gleiten auf zurückgeneigtem Oberkörper zur Förderung des Ausatmens und Abhustens
- Zum Therapieende kann Patient in guter Verfassung entlassen werden

16.12.2009   - 2TE -
- Hilfe beim Setzen in den Rollstuhl, Zusammenarbeit mit Pflegedienst
- Im Anschluss ist Therapie gut möglich, erneut in drei Schritten, wobei Patient sich gut an Abfolge orientiert und mitarbeitet
- Phoniert viel und zeigt gute Muskelspannung im Oberkörper

19.12.2009   - 2TE -
- Therapie sitzend am Bettrand, Patient hat den Hund auf seinem Schoß
- Förderung Kopf-Rumpf-Stabilität durch Blick auf den Hund und gleichzeitige Ausrichtung des Körpers im Raum (mit Hilfe)
- Patient sehr aufmerksam, erstmalige Art der Therapie
- Streicheln des Hundes mit freier Extension und Flexion möglich!
- Im Anschluss sehr erschöpft, Patient verarbeitet deutlich die Erlebnisse

(siehe Abb. 7, S. 79)

23.12.2009   - 2TE -
- Patient in falscher Sitzposition im Rollstuhl, erneut richtiges, physiologisches Sitzen
- Im Anschluss drei Schritte der Therapie

- Patient mit hoher Vigilanz und sehr guter Mitarbeit

30.12.2009   - 2TE -
- Patient trotz vorangegangener Therapien (Stehtisch und Physiotherapie) sehr wach und aufmerksam
- Gleiten und Tapping am Thorax, da Patient mit Aspiration, kann im Verlauf abhusten und erhöht so seine Aufmerksamkeit noch mehr
- Im Anschluss taktile WN und Sensibilisierung mit Vaseline, fixiert sehr viel und zeigt teilweise Hand-Augen-Koordination

Zusammenfassung
Wie schon im letzten Halbjahr bestanden die Therapien aus zwei bis drei Phasen, darunter die Aufrichtung des Oberkörpers und die taktile beziehungsweise propriozeptive Wahrnehmung und im Anschluss daran Übungen zum Atmen, Schlucken und Phonieren oder Übungen zur Kontrakturprophylaxe.

Der Patient beherrscht die Übungen mittlerweile sehr gut, die Fähigkeiten, die im letzten Halbjahr erworben wurden, konnten gut gefestigt werden.

Gegen Ende des Jahres 2009 konnten zwei neue Therapieinhalte mit erhöhtem Schwierigkeitsgrad eingeführt werden, die im nächsten Jahr trainiert und gefestigt werden sollten: Zum Einen das Gleiten des Hundes am Thorax zur Beeinflussung der Ein- und Ausatmung und zum Zweiten das Sitzen am Bettrand mit Ausrichtung des Körpers im Raum und der Festigung der Rotationsbewegungen.

Auch hier sind wieder die Inhalte der Logopädie und Physiotherapie vertreten, die dem Patienten bisher stets gut getan haben und über die wir stolz sind, dass die Komplexheit dieser Übungen mit gutem Gewissen erhöht werden kann und der Patient somit weitere Fortschritte machen kann.

> **Zusammenfassung 5.3**
>
> - Die Therapieberichte haben Ihnen einen Überblick über den Verlauf der Therapie beim apallischen Patienten gegeben.
>
> - Die hundgestützte Therapie arbeitete vieldimensional in den Bereichen der Logopädie, Ergotherapie und Physiotherapie. Vergleiche und Anleitungen hierzu finden Sie in den Kapiteln 2, 3, 4.
>
> - Der letzte Therapiebericht wurde in Stichpunkten verfasst. Er zeigt Ihnen die starke Abhängigkeit der Therapieberichte von Tagesverfassung und äußeren Faktoren. Sie müssen die Therapien dementsprechend variieren. Zwar verfolgen die Therapien ein übergeordnetes Ziel, können und müssen aber trotzdem bei jeder Kontaktaufnahme mit dem Patienten durchdacht sein.
>
> - Sie sind als Therapeut in der Pflicht, dem zuständigen Träger und Betreuer regelmäßig Zusammenfassungen und neue Therapieplanungen zukommen zu lassen. Scheuen Sie sich nicht, auch die soziale und emotionale Komponente der Therapie zu erwähnen.

5.4 Zusammenfassung der Arbeit des Hundes

Der Hund hat in folgenden Bereichen aktiv gearbeitet:

- Beim Tapping zum Lösen des Sekrets

- Beim Hinauf- und Hinabgleiten am Thorax zur Beeinflussung der Atmung

- Im Zuge der Gewichtsverlagerung auf dem Schoß des Patienten zur Beeinflussung der Propriozeption

- Im Zuge der Lageveränderung am Körper des Patienten zur Beeinflussung der Propriozeption

- Im Zuge der Lageveränderung am Körper des Patienten zur Förderung der Blickfixation

In den anderen Therapieinhalten war der Hund passiv:

- Indem er still auf dem Schoß des Patienten lag, während wir die Kontrakturprophylaxe durchführten

- Indem er still auf dem Schoß des Patienten lag, während wir mit dem Igelball arbeiteten

- Indem er still auf dem am Bettrand mobilisierten Patientenschoß lag und wir die physiologische Haltung förderten

- Immer zur taktilen Wahrnehmung mit oder ohne Vaseline

Bei diesem Patienten halten sich aktive und passive Funktionen des Hundes ungefähr die Waage. Die große Anzahl der aktiven Leistungen lässt sich hier durch den sehr passiven Patienten erklären (siehe Einleitung des Kapitels und Definition des apallischen Syndroms). Je eingeschränkter der Patient ist, desto mehr muss der Hund ihn animieren und fördern, um ihn aus der Lethargie zu befreien. Um den Patienten nicht zu überfordern und nicht mit Reizen zu überfluten, sollten ihm aber auch immer passive Phasen gewährt werden.

Der Therapiehund kann auch bei apallischen Kindern eine enorme Unterstützung sein. Einige Ideen hierzu werden Sie in dem Buch von Maria M. Lehnung »Die Entwicklung räumlicher Repräsentation bei Kindern im Vorschul- und Schulalter und ihre Beeinträchtigung durch Schädel-Hirn-Trauma« finden (erschienen im Herbert Utz Verlag).

6. Therapiehunde bei demenziell Erkrankten

6.1 Die Demenz

Die Demenz vom Alzheimer Typ ist eine chronisch neurodegenerative Erkrankung, bei der es zu einem progredienten Untergang von Nervenzellen im zentralen Nervensystem kommt.

Charakteristisch sind die frühe Schädigung cholinerger Neurone und die verminderte Verfügbarkeit von Acetylcholin sowie das Auftreten typischer histopathologischer Veränderungen im Hirn. Dadurch kommt es nach und nach zu einer verminderten Fähigkeit hinsichtlich des Gedächtnisses, des Denkens, der Orientierung, der Auffassung, des Rechnens, der Lernfähigkeit, der Sprache, des Sprechens und des Urteilsvermögens im Sinne der Fähigkeit zur Entscheidung.

Bis vor kurzem haben die Betroffenen und deren Angehörige meist schon jahrelang unter der Erkrankung gelitten, bis eine dementsprechende Diagnose gestellt werden konnte. Heutzutage ist die Diagnose Demenz meist schnell gestellt. Inzwischen ist die Medizin sogar schon so weit, den Eintritt der Erkrankung durch entsprechende Untersuchungen weit vor den ersten Symptomen vorauszusagen. Damit stellt sich nun allerdings ein ethisches Problem: Möchten Sie als fünfundvierzigjähriger, mitten im Leben stehender Mann von Ihrem Arzt gesagt bekommen, dass Sie in zehn Jahren verstärkt mit den Symptomen einer Alzheimer Demenz zu kämpfen haben werden und Ihre Lebenserwartung nur noch bei siebzehn Jahren liegt?

Wie dem auch sei, die Betroffenen können nichts Neues mehr lernen, Informationen aus dem Gedächtnisspeicher gehen verloren. Typischerweise gehen die zuletzt aufgenommen Informationen zuerst verloren.

Schließen Sie bitte einmal die Augen und stellen Sie sich vor:

Sie vergessen zuerst, was gestern war. Dann vergessen Sie, was vor einer Woche geschehen ist. Dann trüben sich Ihre Erinnerungen daran, was vor einem Monat war, was vor einem Jahr passiert ist … Sie erkennen Ihre Kinder nicht wieder, Sie erkennen Ihren Lebenspartner nicht wieder. Ihre Erinnerungen gehen zurück bis zur frühen Kindheit und allmählich beginnen Sie, sich wieder wie ein Kind zu verhalten. Sie vergessen, wie Sie Affekte wie Wut, Angst, Zorn oder Begehren im Zaum halten können. Gleich einem kleinen Kind, das noch nicht gelernt hat, wie man mit Gefühlen umgeht, verlernen Sie es wieder. Dabei beginnen Sie, in Ihrer Erinnerung und in Ihrer erinnerten Umwelt hin und her zu springen. Sie verlieren Ihre Orientierung, »wo bin ich, wo sind meine Eltern, die mich schützen?« (Ihre Eltern sind bereits vor zwanzig Jahren verstorben). Ab und an haben Sie klare Momente, in denen es Ihnen bewusst ist, dass mit Ihnen etwas nicht stimmt. Es ist Ihnen vielleicht peinlich, dass Sie sich gerade um den Verbleib Ihres Geldbeutels gestritten haben, den Sie selbst im Kühlschrank hinterlegt haben. Im nächsten Moment fühlen Sie sich hilflos: Was ist los mit mir? Was passiert mit mir? Kann ich für meinen Lebenspartner noch da sein? Was bin ich noch wert?

Ich denke, Sie haben einen kleinen Einblick bekommen, wie hilflos und verletzlich sich Demenzerkrankte fühlen.

Im fortgeschrittenen Stadium der Demenz ist schließlich kein eigenständiges Leben mehr möglich. Es folgt oftmals die Unterbringung im Seniorenwohnheim, ein fixiertes Bettgitter zu ihrem Schutz und schließlich die Überlegung um eine PEG Sonde.

Ich bitte Sie nochmals, schließen Sie noch einmal die Augen und stellen Sie sich das letzte Stadium Ihres Lebens vor:

Sie liegen in einem fremden Bett. Sie können Ihre Arme und Beine nicht mehr bewegen, alles ist kontrakt. Sie fühlen sich einsam, die meiste Zeit am Tag ist niemand bei Ihnen, keiner hält Ihnen die Hand. Sie haben kein Zeitgefühl mehr, Sie wissen nicht ob es Vormittag oder Nachmittag ist. Sie werden mehrmals am Tag hin und her gedreht, Ihr Körper fühlt sich so fremd an. Entweder sind Sie von oben bis unten mit Fentanylpflastern beklebt und sind dauernd müde oder Sie haben zu wenig dieser Schmerzmittel und Ihr Köper tut weh. Sie erschrecken bei jedem Geräusch, denn es hat sich nicht angekündigt und Sie können sich nicht bewegen, Sie können das Geräusch nicht orten. Entweder ist es sehr still im Raum oder das Radio wurde so laut gedreht, dass Ihnen die Ohren schmerzen. Ihr Mund ist furchtbar trocken, denn Sie können selber nichts mehr trinken und Ihre Speichelproduktion ist herabgesetzt. Deswegen sind Ihre Lippen aufgeplatzt. Mehrmals täglich bekommen Sie den Mund mit Lemonsticks gereinigt. Diese sind allerdings auf Glycerinbasis und wasserbindend, anschließend fühlt sich Ihr Mund noch trockener an. Sie können nichts mehr essen, Ihre Nahrung wird Ihnen über eine PEG Sonde gegeben. Sie können nicht mehr am gesellschaftlichen Leben teilnehmen. Sie sind hilflos. Sie können sich nicht bewegen. Sie sind alleine. Jeden Tag.

Wenn Sie sich in den Patienten hineinversetzt haben, werden zwei Dinge deutlich. Zum einen benötigt der Patient viel Zeit und Geduld, zum anderen benötigt er vor allem Körpernähe und Zuwendung.

Nach der Diagnosestellung hat der Patient eine ungefähre Lebenserwartung von sechs bis sieben Jahren. Bedenken Sie das bitte bei Ihren Therapien, die Demenzerkrankung ist nicht heilbar. Es stellt sich lediglich die Frage, wie wir den progredienten Untergang erträglicher machen können.

Glücklicherweise ist dies der Bereich, in dem Therapiehunde am häufigsten eingesetzt werden und bei dem schon langjährige Erfahrung besteht. Wir werden im Kapitel der Therapieberichte näher darauf eingehen, in welcher Weise wir dem Patienten helfen können.

6.2 Der Beispielpatient

Unsere Beispielpatientin wurde 1923 geboren und wurde 2005 in die hundgestützte Therapie aufgenommen. Zum Annahmezeitpunkt war sie 82 Jahre alt und bewohnte ein Seniorenwohnheim. Die Diagnose Demenz wurde drei Jahre früher gestellt.

Zum Annahmezeitpunkt zeigte die Patientin folgende Symptome:

- Konzentrationsstörungen
- Überforderungsgefühl
- Antriebsarmut
- Interessenlosigkeit
- Sozialer Rückzug
- Depressionen, da die Betroffene ihre Defizite selbst wahrnahm

Die Patientin war früher Bäuerin und lebte demnach außerhalb der Großstadt. Mit Rückgang der agrarwirtschaftlichen Nachfrage ließen auch ihre geschäftlichen Aktivitäten nach. Vor ihren ersten Symptomen verstarb ihr Mann und die Wirtschaft bestand schließlich nur noch aus einem Kartoffel- und Erdbeerfeld, ein paar Hühnern, zwei Schafen, ihrer geliebten Katze und ihrem treuen Hund (ein schwarzer, stets kläffender Spitz). Die Patientin liebte die Tiere schon immer, ihre beiden Töchter berichteten stets, dass sie die Hunde mehr liebte als manche Menschen. Die Patientin hielt sich vorwiegend im Freien auf, zum einen wegen ihrer beruflichen Tätigkeit, zum anderen, weil sie die Natur so liebte und sich im Haus oft eingesperrt fühlte.

Zu ihren Kindern hatte sie ein liebevolles Verhältnis, alle waren stets umeinander bemüht. Leider verhielt es sich so, dass die Töchter mit der Krankheit ihrer Mutter nicht umgehen konnten. Es hatte auch bisher kein Arztgespräch stattgefunden, in dem die Töchter über die Prognose ihrer Mutter aufgeklärt wurden. Alles in allem schienen die Kinder besorgt und selber zutiefst hilfebedürftig. Sie waren erschrocken über ihre eigene Hilflosigkeit und steckten voller Tatendrang, wenn es darum ging, ihre Mutter »wieder aufzupäppeln« (so eine Äußerung der Tochter).

In diesem Falle hatten wir also eigentlich zwei Patientengruppen: zum einen die demenzkranke Frau und zum anderen die hilfebedürftigen Angehörigen.

Nun, ich darf vorwegnehmen, dass es nicht gelungen ist, die Kinder vom langsamen Sterben ihrer Mutter zu überzeugen. Die Töchter konnten die Krankheit nicht akzeptieren, sie konnten nicht damit umgehen. Beide Töchter waren letztendlich so verletzt und unsicher, dass sie den Kontakt zu ihrer Mutter einige Jahre später fast vollständig abbrachen, sie konnten es einfach nicht mit ansehen, wie ihre Mutter litt.

In diesem Prozess haben die Kinder auch allen lebensverlängernden Maßnahmen wie zum Beispiel dem Legen einer PEG Sonde zugestimmt. Es schien so, als klammerten sie sich an einen Strohhalm und wollten alles versuchen, um der Wahrheit nicht ins Auge zu sehen. Die PEG Sonde sollte sich aber noch zu einem echten Problem entwickeln. Zwar waren die Töchter beruhigt, als ihrer Mutter im vierten Jahr der Krankheit diese Sonde gelegt wurde, allerdings hatten sie nicht bedacht, dass der Sterbeprozess somit nur hinausgezögert wurde und ihre Mutter schließlich bettlägerig, kontrakt, blind, taub und hyposensibel wurde …

Denken Sie bitte daran: Eine Frau, die die Natur und greifbare Dinge liebte, die es noch nicht einmal im Haus hielt und die nun für die letzten drei Jahre (1095 Tage) im Bett liegen musste, blind, taub und fast ohne Gefühl.

Sie bemerken sicherlich, dass ich selbst zutiefst ethische Probleme bei dieser Patientin hatte. Außerdem werden Sie erlesen haben, dass ich kein Freund der PEG Sonden bin, wenn nicht feststeht, dass diese nur temporär gelegt werden müssen.

Beachten Sie bitte Folgendes: Im Sterbeprozess schüttet das Gehirn körpereigene Opiate aus. Die Patienten verhungern nicht und sie verdursten nicht! Sie spüren keinen Schmerz, sie spüren keinen Hunger und sie spüren keinen Durst. Der Körper entwöhnt sich sozusagen selbst. Sie bekommen die Möglichkeit zu sterben … unsere Beispielpatientin bekam diese Möglichkeit leider nicht so schnell …

6.3 Therapieberichte

Zum Annahmezeitpunkt im März 2005 galten folgende Therapieziele:

- Weitestgehender Erhalt der kognitiven Fähigkeiten
- Erhalt der körperlichen Bewegungsfreiheit
- Erhalt der Lebensqualität

Von März bis Juni des Jahres 2005 fanden die Therapien zweimal wöchentlich statt, insgesamt 35 Therapieeinheiten:

Einmal wöchentlich begleiteten wir die Patientin im Rollstuhl hinaus in den Garten. Dabei saß der Hund auf ihrem Schoß. Im Außengelände angekommen führten wir Steh- und Lauftraining durch, die Patientin ließ sich gut animieren und arbeitete stets gut mit. Während der Therapieeinheiten waren ihr ihre körperlichen Einschränkungen wohl bewusst, ansonsten konzentrierte sie sich aber sehr auf das Gehen am Hund, so dass sie im Verhalten zwar sehr ruhig, aber nicht verwirrt oder depressiv schien.

Beim Beginn jeden Lauftrainings zeigte sie ein sehr unsicheres Gangbild, es war kaum möglich, sie mehrere Schritte alleine laufen zu lassen, sie bewegte sich außerdem sehr langsam. Im Therapieverlauf lief sie sicherer und zügiger, benötigte aber mehrere Pausen. Im Therapieverlauf gelang es, das Laufen auf eine Runde im Park auszuweiten, was einer Länge von etwa 700 Metern entspricht (siehe 4.3 Ausdauer und kardiovaskuläre Belastbarkeit).

In der zweiten wöchentlichen Therapieeinheit führten wir Biografiearbeit durch. Hauptsächlich sollte es dabei um Erlebnisse mit Tieren gehen, die sie ja ihr ganzes Leben begleitet hatten. Die Patientin saß dabei in ihrem Zimmer in einem gemütlichen Sessel mit dem Hund auf ihrem Schoß. In den ersten fünf Therapieeinheiten (bestehend aus zweimal Lauftraining und dreimal Biografiearbeit) erkannte sie den Hund nicht wieder, begrüßte uns jedes Mal, als seien wir neue, willkommene Besucher. Das änderte sich schnell, schon ab der sechsten Therapieeinheit war sie der Meinung, uns schon einmal gesehen zu haben und ab der siebten Therapieeinheit begrüßte sie uns wie alte Freunde und erkannte uns wieder. Den Namen des Hundes konnte sie sich leider im gesamten Therapieverlauf nicht merken.

So konnte die geplante Biografiearbeit nur langsam aufgenommen werden, da sich der Ablauf innerhalb einer Therapie (für die ersten sieben Therapieeinheiten) immer wiederholte:

1. Begrüßung und Vorstellen des Hundes
2. Zulassen ersten Kontakts zum Hund und vorsichtiges Auskundschaften, ob sich die Patientin an den letzten Besuch erinnert und in welcher Verfassung sie heute ist (zu Beginn erinnerte sie sich nicht an den Hund und ab der siebten Therapieeinheit nicht an den Inhalt des letzten Besuches)

Bis hierhin glichen sich Therapien zum Lauftraining und zur Biografiearbeit, ab hier trennten sich die Wege. Zurück zur Biografiearbeit:

3. Erfragen eigener Tiere, eigener Erlebnisse in Bezug auf Tiere
4. Erfragen ganz besonderer Erinnerungen in Bezug auf ihren Hund

Damit war die Zeit für die Therapieeinheit (ca. 30 Minuten) auch schon vorbei.

Ab der achten Therapieeinheit konnten wir beginnen, intensiver zu arbeiten, da wir Schritt 1 und 2 vernachlässigen konnten. Der Ablauf gestaltete sich dann bei der Biografiearbeit wie folgt:

1. Begrüßung und Gewährung des Kontaktes zum Hund, Einschätzen der Tagesverfassung
2. Erfragen eigener Tiere, besonders Hunde
3. Erfragen ganz besonderer Erinnerungen in Bezug auf ihre Hunde
4. Verknüpfen dieser Erinnerungen an die jeweilige Lebensphase und äußere Umstände

Die Patientin zeigte sich während den Therapien stets motiviert. Sobald sie ihre Konzentration auf den auf ihrem Schoß sitzenden Therapiehund lenkte, war sie in der Lage, flüssig zu reden und ihre Erlebnisse im Kontext wiederzugeben. Wurde sie abgelenkt, benötigte sie einige Zeit um den Faden wieder aufzunehmen, es gelang ihr aber schließlich und sie konnte in ihrer Erzählung an der Stelle anknüpfen, an der sie unterbrochen worden war. (siehe Abb. 11, S. 80)

In der 27. Therapieeinheit begannen wir gemeinsam eine Wandzeitung zu gestalten. Darauf zu sehen waren Bilder ihres Lieblingshundes (der kläffende Spitz), unter anderem ein Bild, auf dem der Hund zusammen mit der Katze aus einem Napf fraß. Daneben waren zwei Bilder der Patientin mit dem Therapiehund, einmal beim Lauftraining und einmal auf ihrem Schoß. Die Wandzeitung trug die Überschrift »Oller Max«, denn so nannte sie ihren Hund immer liebevoll.

In der 33. und 35. Therapieeinheit (in der 34. fand das Lauftraining statt), erinnerten wir uns gemeinsam an ihren Hund und besprachen die Wandzeitung. Ziel war es, der Patientin in Erinnerung zu bringen, dass sie selbst diese Zeitung geschaffen hat, mit ihren Erlebnissen und nach ihren Maßstäben. So gewann sie viel Freude und ein kleines Stückchen Selbstständigkeit zurück.

Von Juli bis Dezember fanden die Therapieeinheiten weiterhin zweimal wöchentlich statt:

Die Patientin erlitt Anfang Juli 2005 einen Oberschenkelhalsbruch und wurde zwei Wochen stationär behandelt. In dieser Zeit konnten keine Therapien stattfinden, auch nicht die gewohnten Ergo- und Physiotherapien. Die Vigilanz sank rasch und nach erneuter Therapieaufnahme Ende Juli 2005 zeigte die Patientin folgende Symptome:

- Starke Gedächtnis- und Orientierungsstörungen
- Starke Persönlichkeitsveränderungen
- Reizbarkeit, Aggression
- Komplexe Handlungen waren nicht mehr möglich
- Körperpflege und Ernährung wurden vernachlässigt

Die Therapieinhalte und Ziele der hundgestützten Therapie mussten dementsprechend evaluiert werden:

- Stehtraining, Lauftraining entfällt vorerst
- ADL-Training
- Gedächtnistraining
- Erhalt der Lebensqualität

Bis Ende des Jahres 2005 wurden 47 Therapieeinheiten durchgeführt, die wie schon im vorangegangenen Halbjahr zweigeteilt wurden:

Zum Einen fand das Steh- und ADL Training statt (siehe 3.3 In der Orthopädie), da sich beides gut vereinbaren ließ. Zum Zweiten wurde das Gedächtnistraining durchgeführt (siehe 3.3 In der Geriatrie), beides jeweils einmal wöchentlich. Die Patientin ließ sich über beide Therapiemethoden gut animieren.

Durch das ADL-Training konnten komplexe Handlungen und Orientierungsfähigkeit gefördert werden, nebenbei musste die Patientin für einige Aktivitäten aufstehen, so dass das Stehtraining auch seine Berechtigung fand.

Über das Gedächtnistraining konnten die Gedächtnisleistungen stabilisiert werden. Die Patientin hatte sich in ihrer Persönlichkeit stark verändert, war gereizt, traurig oder aggressiv. Der Pflegedienst bestätigte, dass sie jedes Mal nach der hundgestützten Therapie deutlich ausgeglichener war und »im Hier und Jetzt« zu sein schien.

Leider konnte die Patientin mit den Therapien nur temporär gestützt werden. Zum einen lag das daran, dass die Krankheit immer schneller voranschritt und zum anderen daran, dass sie begann, die Gesellschaft des Hundes zu vermissen, wenn dieser nach der Therapie mehrere Stunden nicht da war.

Von Januar bis Juni 2006 fanden die Therapieeinheiten weiterhin zweimal wöchentlich statt:

Die Vigilanz der Patientin sank weiter rasch. Nachdem Sie im Januar ein weiteres Mal gestürzt war und sich wiederum für zwei Wochen im Krankenhaus befand, wurden ihr danach noch weitere drei Wochen Bettruhe verordnet. Nach dem Krankenhausaufenthalt litt sie fast eine Woche unter starken Norovirus-Symptomen. Danach verließ sie das Bett nicht wieder. Es war die Wende erreicht, bei der sie bettlägerig wurde.

Die Hundetherapie musste ihre Ziele und Therapieinhalte ein weiteres Mal verändern:

- Weitestgehender Erhalt der Sprache / des Sprechens
- Kontrakturprophylaxe
- Erhalt der Lebensqualität

Die Patientin sprach nach dem Krankenhausaufenthalt im Februar mit niemandem. Bei erneutem Beginn der Hundetherapie konnte sie animiert werden, wieder zu reden. Erst zögerlich, dann immer sicherer sprach sie über ihre Empfindungen und Gefühle. Da die Demenz stark vorangeschritten war, waren sowohl Inhalt als auch Satzbildung nur schwer zu verstehen. Nichtsdestotrotz sprach die Patientin wieder und konnte sich auf diesem Weg ihren Ängsten und Nöten entledigen oder aber ihre Freude äußern. Denken Sie bitte in diesem Zusammenhang an die Bedeutsamkeit der Sprache für den Menschen (siehe 2.1).

Es lag nun an der hundgestützten Therapie (die Patientin bekam keine Logopädie), die Sprache weiter zu fördern. Geübt wurde durch eine Mischung aus emotionszentrierten und sprechzentrierten Maßnahmen (siehe Kapitel 2.3). Die Patientin saß im Bett. An ihrer Seite befand sich der Therapiehund. Ohne Anleitung begann die Patientin spontan zu phonieren, sobald sie den Hund berührte. Sie wurde gebeten, sich ganz auf den Hund zu konzentrieren und zu beschreiben, wie sich der Hund anfühlt. Auf diesem Wege konnte sie Worte wie »warm, weich, zart, schön« finden, die schließlich in Sätzen ausformuliert wurden. Parallel dazu wurden physiotherapeutische Übungen durchgeführt, die Patientin wurde durchbewegt. Der Hund lag dabei immer so, dass sie sich dehnen musste, um ihn zu erreichen. Damit konnten wir Kontrakturen zumindest vorübergehend vorbeugen.

Beachten Sie in diesem Zusammenhang bitte, dass Ihr Patient sich nicht »therapiert« fühlen darf. Der Hund ist Freund und Partner, er kommt zu Besuch. Alle anderen Maßnahmen wie das Sprach- und Sprechtraining sowie die Kontrakturprophylaxe müssen »wie nebenbei« erfolgen. Nur so können Sie den größtmöglichen Erfolg gewährleisten.

Im Mai 2006 verweigerte die Patientin ihr Essen. Sie trank nur noch wenig und ihr BMI sank dementsprechend. Sie fixierte kaum noch und sie trug kein Hörgerät mehr. Es dauerte nicht lange und die Überlegung um eine PEG Sonde stand an. Im Juni 2006 wurde die PEG Sonde im Krankenhaus gelegt. Die Patientin hörte spontan auf zu sprechen und nahm scheinbar an keiner Therapie mehr aktiv teil.

Der Zustand setzte sich aus zwei Komponenten zusammen. Zum einen schritt die Erkrankung wie schon erwähnt rasch fort und zum anderen gab der erneute Krankenhausaufenthalt und der Wegfall der sozialen Beziehungen (Essen, Besuch, Treffen von Entscheidungen wenn auch nur dem Schein nach) den Auslöser.

Von Juli bis Dezember 2006 fanden die Therapieeinheiten weiterhin zweimal wöchentlich statt:

Die Patientin zeigte zu diesem Zeitpunkt folgende Symptome:

- Ohne Hilfe Anderer war die Patientin nicht mehr lebensfähig
- Fast keine Reaktionen auf Reize, wenn, dann nur sehr verzögert
- Völliger Verlust des Bezugs zur Gegenwart und zum aktuellen Geschehen
- Schluckbeschwerden, Essen und Trinken alleine nicht mehr möglich
- Inkontinenz
- Bettlägerigkeit

Ziele der hundgestützten Therapien waren:

- Förderung der Wahrnehmung Umwelt / eigener Körper
- Kontrakturprophylaxe
- Erhalt der Lebensqualität

Die Patientin wurde im Bett in unterschiedlichen Lagerungen behandelt. Der Hund befand sich während den Therapien stets an ihrer Seite. Zur Kontrakturprophylaxe wurden wie schon im vorangegangenen Halbjahr die Peripherien durchbewegt und über den Kontakt zum Hund stimuliert. Die Patientin zeigte sich dabei sehr locker, der Tonus regulierte sich stets sehr schnell.

Die Wahrnehmung der Umwelt, des eigenen Körpers und die Förderung der Propriozeption geschahen über Lage- und Druckveränderungen über den Hund sowie über Leckerligabe aus der Hand der Patientin (siehe 3.3 In der Pädiatrie). Über den Hund ließ sie sich weiterhin gut motivieren, sie verarbeitete die gesetzten Reize und spontan fixierte sie den Hund oder lächelte. Sie nahm den Hund also wahr. Allerdings konnte und wollte sie die im Alltag und in anderen Therapien gesetzten Informationen nicht verarbeiten. Die hundgestützte Therapie war nunmehr fast der einzige Reiz, den die Patientin noch dankbar annahm. (siehe Abb. 9, S. 80)

Von Januar 2007 bis März 2009 fanden die Therapieeinheiten lediglich einmal wöchentlich statt:

Die Wahrnehmung des eigenen Körpers und der Umwelt stand dabei an erster Stelle. Die Patientin wurde über den Hund animiert, sich in kleinen Eigenbewegungen zu versuchen, zu fixieren und den Hund zu streicheln. Die Patientin entwickelte in den letzten drei Jahren starke Spastiken und es benötigte deutlich mehr Zeit, um den Muskeltonus zu normalisieren. Im Januar 2007 reichten dafür zwei Minuten Hundekontakt aus, im Februar 2009 konnten wir glücklich sein, wenn wir die Patientin nach 30

Minuten gelockert hatten. So wie die Spastiken sich erhöhten, verminderte sich die Vigilanz der Patientin. Der Hund musste immer stärkere Reize setzen, um sich bei der Patientin bewusst zu machen.

Im Vergleich hierzu zwei Therapiebeispiele:

Januar 2007

- Patientin fixiert den Hund bei Eintritt in das Zimmer und lächelt
- Sie zeigt sich zu Beginn sehr passiv, spürt aber den neben ihr liegenden Hund deutlich
- Im Therapieverlauf wird sie erst passiv bewegt, schließlich beginnt sie den Hund selbstständig zu streicheln und zeigt dabei Hand-Augen Koordination
- Sie phoniert während der Therapie viel, kein repetetives Befolgen von Hand- und Armbewegungen mehr zu erkennen
- Patientin ist bei Therapieende taktil normal empfindlich und hat einen hohen Wachheitsgrad

(siehe Abb. 10, S. 80)

Februar 2009

- Patientin liegt mit starken Spastiken im Bett und ist nicht mehr in der Lage, sich dem Hund zuzuwenden oder zu fixieren
- Bei Therapiebeginn zeigt sie starke repetetive Routinen und einen hohen Tonus
- Der langsame Kontakt zum neben ihr im Bett liegenden Hund beruhigt sie
- Sobald sie das Fell spürt, beendet sie ihre routinierten Bewegungen
- Der Tonus lässt sich nur langsam normalisieren, des Öfteren zeigen sich anormale Reaktionen auf Dehnung

- Während der gesamten Therapieeinheit wird die Patientin deutlich ruhiger, ist aber nicht in der Lage, mit ihrer Außenwelt zu kommunizieren, sie fixiert weder noch lautiert sie in irgendeiner Weise, Eigenbewegungen sind nicht mehr möglich
- Der Tonus hat sich nach circa 30 Minuten normalisiert, zehn Minuten nach Ende der Therapie ist er so hoch wie zuvor

Die hundgestützte Therapie musste immer langsamer arbeiten und der Patientin immer mehr Reaktionszeit gewähren.

Im März 2009 wurde die Patientin seit vierzehn Monaten das erste Mal von ihren Töchtern besucht. Danach quälte sie sich sehr und versuchte erneut, Abschied von dieser Welt zu nehmen. Ende des Monats schloss sie die Augen, nachdem sie vom gesamten Palliativteam professionell im Sterbeprozess begleitet wurde.

Zusammenfassung 6.3

- Sie haben erfahren, wie die infauste Prognose »Demenz« hundetherapeutisch unterstützt werden kann. Dabei können wir keine Fortschritte erwarten, sondern es geht vielfach um den Bereich der Schmerzlinderung und den Erhalt der Lebensqualität.

- Die hundgestützte Therapie arbeitete vieldimensional in den Bereichen der Logopädie, Ergotherapie und Physiotherapie. Vergleiche und Anleitungen hierzu finden Sie in den Kapiteln 2, 3, 4.

- Es geht um den verstehenden Umgang mit sehr alten, desorientierten Menschen, dabei kann der Hund bis zu einem gewissen Grad die verstandesmäßige Orientierung ersetzen.

6.4 Zusammenfassung der Arbeit des Hundes

Zu Beginn der Erkrankung hatte der Therapiehund viele aktive Aufgaben:

- Lauftraining
- Stehtraining
- ADL-Training
- Stetige Animation durch Lagerungswechsel

Bei Voranschreiten der Erkrankung wurden die Funktionen des Hundes immer passiver, bis er schließlich »nur« noch neben der Patientin im Bett lag:

- Gedächtnistraining, ruhiger Hund mit wenig Bewegung
- Förderung der Sprache und des Sprechens, ruhiger Hund mit wenig Bewegung
- Förderung der Körpereigenwahrnehmung und Propriozeption, ruhiger Hund, gezielter Einsatz mit langsamen Bewegungen an bestimmten Körperteilen der Patientin
- Kontrakturprophylaxe, Hund wechselt langsam zwischen den Peripherien, um Kontakt zu gewähren
- Tonusnormalisierung, Hund bewegt sich nicht mehr, liegt passiv neben der Patientin

Bei einer Demenzerkrankung hat der Hund zu Beginn immer eine Vielzahl an aktiven Aufgaben. Je weiter die Erkrankung fortschreitet, desto passiver muss sich der Hund verhalten. Bedenken Sie bitte, dass Sie den Patienten mit der Anwesenheit des Hundes nicht überfordern dürfen. So könnten Sie Angst oder das Gefühl des »ich kann es nicht mehr schaffen« verursachen. Der Hund sollte also so wenig wie möglich, aber so viel wie nötig arbeiten, um den Patienten zu fördern, aber nicht zu überfordern.

7. Therapiehunde bei frühkindlicher Hirnschädigung
mit infantiler Epilepsie und daraus folgenden Entwicklungsstörungen

7.1 Die frühkindliche Hirnschädigung

Die frühkindliche Hirnschädigung bezeichnet eine Schädigung des Zentralnervensystems, die entweder schon im Mutterleib geschieht oder bis zum sechsten Lebensjahr des Kindes auftreten kann. Die frühkindliche Hirnschädigung ist eine in sich abgeschlossene Erkrankung, die nicht aufgrund einer fortbestehenden angeborenen Erkrankung fortschreitet.

Symptome sind unter anderem verschieden ausgeprägte Bewegungsstörungen, die sich auf die Koordination und die Bewegungsabläufe beziehen. Neben den motorischen Funktionen können aber auch andere Funktionen des Zentralnervensystems beeinträchtigt sein. Oftmals geht die Erkrankung mit Epilepsien einher.

Da die Schädigung in der Regel irreversibel ist, gibt es auch keine ursächliche, heilende Behandlung. Die Therapie besteht deshalb in symptomatischen Maßnahmen zur Linderung der Symptome, Verbesserung der Beweglichkeit und Förderung der frühkindlichen Entwicklung.

Die Ursachen dieser Erkrankung sind sehr vielfältig und können zum Beispiel sein:

- Länger anhaltender Sauerstoffmangel
- Infektionen im Mutterleib (zum Beispiel Toxoplasmose, Cytomegalie)
- Hirnblutungen bei Frühgeborenen

- Nicht behandelte Stoffwechselstörungen, Organfehlfunktionen oder Mangelsituationen
- Schädel-Hirn-Verletzungen oder Hirnhautentzündungen bei Kleinkindern

Je nach Art und Schwere der frühkindlichen Hirnschädigung können nur gering ausgeprägte Symptome bis hin zu schwersten Behinderungen vorkommen. Leider habe ich schon im Kapitel der Physiotherapie (Kapitel 4.1) erwähnen müssen, dass die hundgestützte Therapie meist nur in Ausnahmefällen zum Einsatz kommt. Deshalb behandeln wir mit dem Hund oft nur schwerste Behinderungen.

Symptome der frühkindlichen Hirnschädigung können sein:

- fehlende oder verminderte Spontanbewegungen und herabgesetzte Muskelspannung bei Neugeborenen
- Spastiken mit Spitzfußstellung
- Epilepsien
- Wahrnehmungsstörungen
- Störungen der geistigen Entwicklung

Gerade in der Behandlung von Kindern ist die nondirektive Form eine der häufigsten. Dabei ist es noch einmal wichtig zu erwähnen, dass der Kontakt zwischen Hund und Kind eine völlig unbelastete, freundschaftliche Beziehung voraussetzt. Die besondere Fähigkeit von Hunden, die menschliche Mimik und Gestik zu verstehen (Agnetta et al. 2000, Miklosi et al. 1998, zit. nach Prothmann), hat sich im Laufe der Evolution herausgebildet, wodurch die gute Kommunikation erst möglich wurde (Coppinger und Coppinger, 2001, zit. nach Prothmann). Denken Sie aber bitte auch in die andere Richtung: Wie ich in Kapitel 2.1 schon beschrieben habe, verstehen auch wir Menschen die Mimik des Hundes ganz genau. Nur über dieses Wechselspiel kann eine gute Mensch-Tier-Beziehung zum Zweck der hundgestützten Therapie entstehen.

7.2 Der Beispielpatient

Unser Beispielpatient wurde im Mai 1990 geboren und im Mai 2007 in die hundgestützte Therapie aufgenommen.

Der ärztliche Entlassungsbericht von 1995 aus der Rehabilitationsklinik gab folgende Diagnosen:

P35.1	Angeborene Zytomegalie mit komplexer Hirnfehlbildung mit komplexer zytoarchitektonischer Anomalie des Hirnmantels
G40.2G	Therapieresistente symptomatische fokale Epilepsie (tonisch axial betonte, generalisierte, schlafgebundene, in Serien auftretende Anfälle)
F83.G	Kombinierte motorische sowie schwere sprachliche und mentale Entwicklungsstörung
R29.8G	Muskuläre Hypertonie
H53.4G	Homonyme Hemianospie nach links
H90.8BV	Vd. a. eine geringgradige Schwerhörigkeit bds.

Zum Annahmezeitpunkt in die hundgestützte Therapie mussten die Symptome wegen des langjährigen Abstandes zum ärztlichen Bericht neu geprüft werden. Es hatten sich folgende Symptome bestätigt:

- Zustand nach frühkindlicher Hirnschädigung mit komplexen Fehlbildungen
- Motorische, sprachliche und mentale Entwicklungsstörung
- Starke Hypertonie mit großen kontrakten Anteilen
- Homonyme Hemianopsie nach links

Hingegen wurde der Verdacht auf Schwerhörigkeit im Laufe der Jahre nicht bestätigt. Die epileptischen Anfälle konnten mit Valproat zu einer dauerhaften Anfallsfreiheit gewandelt werden.

Die Diagnose bezüglich der Hemianopsie war von besonderer Bedeutung. Demzufolge ist es natürlich bei diesem Patienten unbedingt anzuraten, sich von der anderen Seite zu nähern. Auch wenn der Patient Hunde noch so gern hat, wird er sich natürlich erschrecken, wenn plötzlich ein Hund mit ihm in Kontakt gerät, den er vorher nicht sehen konnte. Auch das ist ein Beispiel dafür, weshalb ich jedem, der in der hundgestützten Therapie arbeitet, raten möchte, sich vorher entsprechende Diagnosen einzuholen beziehungsweise mit anderen beteiligten Therapeuten zu sprechen.

Der Patient war das erste von zwei Kindern gut situierter Eltern. Die Eltern lebten in einem Stadthaus mit Garten und der Patient war ihr erstes Wunschkind. In ihrer Freizeit kümmerten sie sich liebevoll um ihr kleines botanisches Reich und widmeten sich gemeinnützigen Projekten. Beide waren Ärzte und arbeiteten im Bereich der Forschung. Für sie war die Erkrankung ihres Kindes ein enormer Schicksalsschlag, allerdings kannten sie die medizinischen Hintergründe und konnten die Krankheit und deren Verlauf dementsprechend einordnen. Der Patient liebte den Aussagen der Eltern nach Musik und seinen Hasen, beim Hören der Musik wurde er sehr aktiv und zeigte viel Bewegung, beim Körperkontakt zum Hasen entspannte er sich.

Bis zu seinem zwölften Lebensjahr wurde der Patient von seinen Eltern und entsprechenden Krankenschwestern zu Hause gepflegt. Die Pflege wurde aber im Laufe der Jahre deutlich anspruchsvoller und der Patient zunehmend instabiler, so dass beide Elternteile sich für eine Unterbringung in einem Wohnheim für geistig Behinderte entschieden. Der Patient fühlte sich dort seit seinem Einzug sichtlich wohl, die vorher zu Hause durchgeführten Therapien wurden weitergeführt. Er bekam zweimal wöchentlich Physiotherapie und einmal wöchentlich Ergotherapie. Außerdem besuchte er an zwei Tagen der Woche die Schule und wurde an zwei weiteren Tagen im Wohnheim beschult (auch Kinder mit einem solchen Handicap haben Schulpflicht!).

7.3 Therapieberichte

Zum Annahmezeitpunkt im Mai 2007 war der Patient stark kontrakt mit enormen Fehlstellungen, die auch schon die inneren Organe belasteten. Da eine Verbesserung der Situation aufgrund des Krankheitsbildes nicht zu erwarten war, wurden die Therapien ausschließlich unter dem Gesichtspunkt der Physiotherapie mit dem Ziel der Stagnation des Allgemeinzustandes durchgeführt.

Ziel der einmal wöchentlich durchgeführten Therapie ist seitdem:

- Dehnung im Allgemeinen, Vermeiden weiterer Kontrakturen
- Erreichen einer möglichst geraden, physiologischen Haltung
- Tonusregulierung
- Erhalten von Stützfunktionen und Kopf-Rumpf-Stabilität
- Vertiefung der Atmung und Verbesserung der Funktionen der Verdauungsorgane
- Entspannung und damit Erhalt der Lebensqualität

Die Therapien bestehen seither aus drei hauptsächlichen Inhalten, die je nach Tagesform und Vigilanz durchgeführt werden und dem Patienten auch ein wenig Abwechslung bieten sollen.

Die nachfolgend beschriebenen drei Inhalte der Therapien mussten auf Grund der stabilen Verfassung des Patienten seither kaum evaluiert und angepasst werden. Deshalb möchte ich Ihnen nicht wie in Kapitel 5 und 6 den jährlichen Ablauf und Wandel der Therapien, sondern eine detaillierte Beschreibung deren Inhalte geben:

1. Therapieinhalt

Der Patient liegt in Rückenlage auf einer Matte. Ein großer Hund liegt unter seinen Beinen, ein kleiner Hund liegt rechts- oder linksseitig des

Patienten.
Wir beginnen die Therapie mit der Kontaktaufnahme zum Hund und widmen uns anschließend den Peripherien. Wir beginnen, das linke Beine des Patienten in Extension und Flexion zu bewegen und gewähren dem Unterschenkel immer Kontakt zum Hundefell (bitte vorher die Hosenbeine des Patienten hochkrempeln!). Der Patient entspannt sich und wir beginnen, die untere Peripherie zu dehnen. Auch das Sprunggelenk des Patienten wird in die Bewegungsübungen einbezogen und der Fuß richtet sich so aus, dass stetiger Kontakt zum Hundefell gewährleistet ist. Das Bewegungsausmaß des Beins und des Fußes sollte sich innerhalb einer Therapie deutlich verbessern.

Anschließend widmen wir uns dem rechten Bein des Patienten (es ist egal, ob Sie mit links oder rechts beginnen, nur überfordern Sie den Patienten nicht gleich beidseits) und führen die oben beschriebenen Übungen erneut durch.

Haben Sie das Gefühl, dass der Muskeltonus sich schon reguliert hat und der Patient beginnt, sich zu entspannen, führen Sie die Übungen mit beiden Beinen durch. Anschließend widmen Sie sich einmal nur den Füßen, deren richtiger Ausrichtung und dem Spüren des Hundefells.

Lassen Sie den Patienten zwischendurch ausruhen. Legen Sie dafür beide Beine auf dem Hund ab und lassen Sie die Atmung des Hundes spüren (Kohärenz, siehe Kapitel 4.3 Entspannung). Führen Sie die Übungen langsam durch. Zum einen gewähren Sie dem Patienten damit Zeit, die Reize aufzunehmen und zu verarbeiten, zum anderen können Sie abnorme Reaktionen auf Dehnung umgehen.
Sie haben mit dieser Übung natürlich die untere Peripherie behandelt. Aber Sie haben auch den ersten Ansatz zur Aufrichtung des gesamten Körpers gegeben, indem Sie die Lendenwirbelsäule gedehnt haben. (siehe Abb. 12 - 14, S. 81 und 82)

Widmen Sie sich nun dem Oberkörper des Patienten. Beginnen Sie mit dem linken Arm und der linken Hand (auch hier ist die Reihenfolge egal) und dehnen Sie sie bis an das Bewegungsende. Gehen Sie so vor wie bei der unteren Peripherie. Dabei streicheln Sie den seitlich liegenden Hund. Haben Sie das Gefühl, dass der Patient sich entspannt und der Muskeltonus sich reguliert, dann wechseln Sie die Dehnungs- und Bewegungsmuster mit dem Ziel der Rumpfaufrichtung. Dabei muss der Hund seine seitliche Lage ändern und an oder über den Kopf des Patienten wechseln. Anschließend wechseln Sie die Lage des Hundes erneut nach rechtsseitig vom Patienten und beginnen die Übungen mit dem rechten Arm.

Lassen Sie auch hierbei den Patienten zwischendurch ausruhen. Das können Sie zum Beispiel dann, wenn Sie das Handgelenk gelockert haben und die Hand des Patienten auf dem Hund liegen lassen.

Mit dieser Übung haben Sie sowohl die Beweglichkeit des Patienten erhalten als auch eine verbesserte Atmung durch die Aufrichtung des Rumpfes und damit einer verbesserten Belüftung der unteren Lungensegmente. Außerdem haben Sie die Darmfunktion beziehungsweise die Funktion der gesamtem Verdauungsorgane verbessert, indem Sie mehr Platz für die Organe und Anregung der Darmperistaltik gegeben haben.

2. Therapieinhalt

Die Übung findet erneut auf einer Matte statt. Der Patient liegt mit dem Thorax auf einer Gymnastikrolle und stützt mit beiden Händen auf der Matte. Im Blickfeld des Patienten liegt der Hund.

Ziel der Übung ist es, die Stützfunktion zu erhalten und eine verbesserte Kopf-Rumpf-Stabilität zu gewährleisten. Damit der Patient stützen kann und dabei auch noch den Hund sieht, muss er den Kopf in Extension aufrichten, die Schultern gehen zurück, die Wirbelsäule streckt sich und der

Patient nimmt somit selbstständig eine physiologischere Position ein. Die dorsale Kette wird aktiviert und kann nun vom Therapeuten weiter gebahnt werden.

Wenn er es geschafft hat, den Hund zu fixieren, stellt sich schnell das Verlangen ein, den Hund auch zu streicheln. Dabei muss der Patient nun den Blickkontakt wahren und eine Stütze mehr belasten. Nehmen wir an, dass er nun vermehrt mit der linken Hand stützt. Der Patient muss dann den rechten Arm frontal vorwärts strecken, um den Hund zu berühren. Er verstärkt damit die linke Stützmuskulatur und die rechte Bewegungsmuskulatur.

Führen Sie den Patienten, wenn er Hilfe benötigt! Je nach Ausprägung der Erkrankung und Stärke der Symptome kann es sein, dass der Patient selbst nicht bis zum Hund gelangen kann. Außerdem führen Sie den Patienten bitte so, dass die Bewegungen dynamisch sind und die entsprechende Muskulatur richtig gestärkt werden kann. Es darf in diesem Prozess nicht zu Fehlbelastungen kommen!

Hat der Patient nun den Hund mit der rechten Hand gestreichelt, gewähren Sie ihm eine Pause. Anschließend beginnen Sie die Übung erneut, diesmal mit der rechten Hand als Stütze und dem linken Arm als Beweger.

Zur Steigerung der Intensität können Sie auch die Lage des Hundes ändern, so dass der Patient seinen Arm weiter strecken muss oder weiter beugen muss, um an den Hund zu gelangen. Damit verändern sich auch die Belastung der Stützmuskulatur und die Ausrichtung der Hals- und Brustwirbelsäule.
Da diese Übung für den Patienten sehr anstrengend ist, sollten Sie eine Zeiteinheit von etwa zwanzig Minuten nicht überschreiten. Im Anschluss dieser Übung ist es zu raten, Patient und Hund noch einmal ohne besonderen Anspruch und Belastung miteinander agieren zu lassen. Dabei bie-

tet sich die Rückenlage an, um eine weitere gerade Haltung (bei Seitenlage ohne Eingreifen des Therapeuten schwierig) zu gewährleisten. Lassen Sie also den Patienten den Hund streicheln und arbeiten Sie eventuell noch ein paar Minuten an der Tonusregulation der Hände, ohne den Patienten zu überlasten. (siehe Abb. 15 - 19, S. 83)

3. Therapieinhalt

Der dritte Punkt unserer Arbeit ist die Aufrichtung des Oberkörpers im Sitzen mit Unterstützung des Therapeuten im Rücken. Den Ablauf des dritten Therapieinhaltes können Sie in Kapitel 4.3 unter Stabilisierung nachlesen.

Mit dieser dritten Therapieform haben Sie erneut an der verbesserten Atmung sowie an der verbesserten Funktion der Verdauungsorgane gearbeitet. Außerdem dient diese Übung der Bahnung vom physiologisch richtigen Sitzen sowie der allgemeinen Dehnung und Tonusregulation.

Zusammenfassung 7.3

- Die Therapieinhalte haben Ihnen einen Überblick über die Möglichkeiten der hundgestützten Behandlung frühkindlicher Hirnschädigungen gegeben. Beachten Sie aber auch die Grenzen hinsichtlich Belastbarkeit und Definition des Therapiezieles.

- Die Diagnosen und Symptome des zu behandelnden Patienten wurden vor Therapiebeginn genau geprüft. Dabei waren die Hemianopsie und die Epilepsie von besonderer Bedeutung. Es stellte sich heraus, dass wir uns dem Patienten nur von einer Seite nähern sollten und dass wir trotz der Anfallsfreiheit eine Überflutung mit Reizen zur Vermeidung von erneuten Anfallsaktivitäten umgehen müssen.

- Der Patient wurde wegen der starken Kontrakturen mit Beeinträchtigung der inneren Organe nur physiotherapeutisch behandelt. Eine logopädische Unterstützung wäre in diesem Fall aufgrund vordringlicherer Behandlungsziele unangemessen.

- Auf Grund der stabilen Verfassung des Patienten mussten die Therapieinhalte bisher nur minimal verändert werden.

7.4 Zusammenfassung der Arbeit des Hundes

Im Beispiel der frühkindlichen Hirnschädigung mit infantiler Epilepsie und folgenden Entwicklungsstörungen hat der Hund ausschließlich passiv gearbeitet:

- Unter den Beinen des liegenden Patienten
- Seitlich des liegenden Patienten
- Im Blickfeld des liegenden Patienten
- Auf dem Schoß des am Bettrand oder an der Bobath-Liege mobilisierten Patienten

Ein in seinen Körperfunktionen stark eingeschränkter Patient benötigt an seiner Seite einen ruhigen, verlässlichen Hund. Der Patient soll animiert werden, mit dem Hund in Kontakt zu treten, er soll aber nicht animiert werden, sich den aufdringlichen Hund vom Hals zu halten! Es gilt also wie schon bei demenziell Erkrankten: So viel Animation wie nötig, so wenig wie möglich!

In diesem Patientenbeispiel wird noch einmal deutlich, dass die eigentliche Durchführung der Therapie beim Therapeuten liegt. Auch der beste Hund kann ohne eine durchdachte Therapie und einen qualifizierten

Therapeuten keine Wunder wirken.
Oftmals stellen Außenstehende die Frage: »Was macht denn der Hund in der Therapie, wie soll er denn eigentlich helfen?« Die Frage suggeriert meist die Annahme, dass der Hund durch seine bloße Anwesenheit und Handauflegen auf das Fell Wunder bewirkt. Dem ist aber nicht so!

Einige anerkannte Therapeuten, die auch hundgestützt arbeiten, betonen immer wieder, dass der Hund nicht Mittel zum Zweck sei. Dem muss ich deutlich widersprechen! Natürlich ist der Hund Mittel zum Zweck, was denn sonst? Er ist unser therapeutisches Mittel, gleich einem von Ergotherapeuten benutzten Igelball. Er ist der Wegweiser, er ist die Brücke zwischen Behandler und Behandeltem! Wir würden ohne unser therapeutisches Hilfsmittel »Hund« niemals mit dem gleichen Erfolg unser Heilmittel »Therapie« durchführen können. (Denken Sie nicht, dass ich meine Hunde nicht mehr liebe als manchen Menschen, dass ich sie nicht mit aufs Sofa ließe und nicht mit ins Bett nähme oder auch nur einen Urlaub ohne sie aushalten würde. Seit fünf Jahren habe ich meine Hunde nur einen Tag alleine gelassen, an dem Tag, an dem mein Sohn geboren wurde. Natürlich behandeln wir unsere Hunde nicht als Sachgegenstand, nicht als Mittel zum Zweck. Was unsere Arbeit betrifft, sind sie es aber!)

Denken Sie bitte nach der Therapie daran, Ihrem Hund Freiraum zu gewähren und ihn einfach mal Hund sein zu lassen. Gerade, wenn der Hund nur passiv gearbeitet hat, hat er diesen Freiraum bitter nötig. Ich vergleiche diesen Aspekt gerne mit einer Industriefirma, die ihre Maschinen regelmäßig warten muss, um deren Funktion zu gewährleisten. Ebenso müssen wir unseren Hund »warten«, um ihn nicht zu überfordern und seine Arbeit weiterhin sicherzustellen.

8. Therapiehunde bei Apoplex

8.1 Der Schlaganfall

Der Schlaganfall ist eine plötzliche oder innerhalb kurzer Zeit auftretende Erkrankung des Gehirns, die zu einem anhaltenden Ausfall von Funktionen des Zentralnervensystems führt. Der Schlaganfall wird durch eine kritische Störung der Blutversorgung des Gehirns verursacht, dabei unterscheidet man grundsätzlich zwischen Minderdurchblutung (Ischämie) und akuter Blutung.

Der Schlaganfall ist eine der häufigsten Todes- und Invaliditätserkrankung der neuen Industriestaaten, dabei sind die jährlichen Häufigkeiten wie folgt verteilt:

- Ischämische Hirninfarkte   137 / 100.000
- Hirnblutungen   24 / 100.000
- Subarachnoidalblutungen   6 / 100.000
- Apoplex mit ungeklärter Ursache 8 / 100.000

(Hamann Interdisziplinäres Handbuch, Definition der WHO, Kolominsky – Rabas et al (A prospective community – based study of stroke in Germany – the Erlangen Stroke Project (ESPro))

Ohne detailliert auf die Entstehung des Schlaganfalles eingehen zu wollen (denn das ist nicht Inhalt dieses Buches) möchte ich kurz die wichtigsten Unterschiede zwischen dem ischämischen Hirninfarkt und der Hirnblutung erläutern.

Beim ischämischen Hirninfarkt sind degenerative Wandveränderungen der Gefäße sowie thrombotische Verschlüsse der extra- und intrakraniellen Hirnarterien die Ursachen. Durch diese einengenden oder verschließenden Prozesse in den Hirngefäßen entsteht eine plötzliche Ischämie des Gehirns, gekennzeichnet durch Mangelversorgung mit Sauerstoff und Glucose sowie dem Absterben von Nervenzellen.

Für die Hirnblutung sind vor allem Trauma (z. B. bei Alkoholkranken), Hypertonie, Gefäßtumore, Hirntumore und Hirnaneurysmata bekannte Ursachen. Die Blutung kann dann im Inneren des Hirnschädels (intrakraniell), im Bereich des Gehirns (intrazerebral) oder in den Hirnhäuten (extrazerebral) lokalisiert werden. Alle Hirnblutungen haben die Beeinträchtigung der Hirnfunktion durch raumfordernde Wirkung des Hirngewebes gemeinsam. Dabei bestimmt die Größe und Lokalisation der Blutung das raumfordernde Verhalten.

Symptome des Schlaganfalls sind unter anderem:

- Sehstörungen (Zum Beispiel Hemianopsie oder das Sehen von Doppelbildern)
- Schwindel, Gleichgewichtsstörungen, Koordinationsstörungen
- Lähmungen oder Schwäche, typischerweise Hemiparese
- Sprachstörungen, Wortfindungsstörungen
- Pathologische Reflexe der Babinski-Gruppe
- Dysphagie

Je nachdem, wie weit die Rekonvaleszenz und die Rehabilitation fortgeschritten sind, haben die Hunde unterschiedlich großen Einfluss. Sie können wie schon bei den in den anderen Kapiteln beschriebenen Erkrankungen die Physiotherapie, Ergotherapie und Logopädie unterstützen. Sie können also Bewegung, Koordination, Gleichgewichtssinn, Sprache und Aktivierung beider Hirnhälften bewirken. Nicht zuletzt bringen sie dem Patienten natürlich Motivation und Lebensfreude.

8.2 Der Beispielpatient

Unser Beispielpatient wurde 1961 geboren und erlitt 1999 einen Schlaganfall. Drei Jahre später wurde er in die hundgestützte Therapie aufgenommen. Zu diesem Zeitpunkt war er 41 Jahre alt.

In seiner beruflichen Tätigkeit war er Bauingenieur in einem mittelständigen örtlichen Unternehmen. Seine Frau war Erzieherin in einem Kindergarten und beide Töchter waren volljährig mit abgeschlossener Berufsausbildung und in einer festen Partnerschaft.

Der Patient wurde von seiner Frau als »sehr akkurat, pünktlich und ordentlich« beschrieben. Er war ein Familienmensch, der sich stets liebevoll um seine Angehörigen kümmerte und dessen Leben in geordneten Bahnen verlief. Er mochte altmodische Gewohnheiten und hielt sehr viel auf tugendliches Verhalten. Was er nicht mochte, waren Schokolade und … Hunde!

Am Tag seiner plötzlichen Erkrankung bereiteten sich der Patient und seine Ehefrau gerade auf einen USA-Aufenthalt vor, bei dem sie eine der beiden Töchter besuchen wollten. In diesen Stunden erlitt er einen ischämischen Hirninfarkt.

Nach Krankenhausaufenthalt und Rehabilitation pflegte die Ehefrau ihren Mann noch einige Wochen zu Hause, bis sie schließlich feststellen musste, dass sie alleine dieser Aufgabe nicht gerecht werden konnte. Sie entschied sich dann für eine Unterbringung in einem Seniorenwohnheim, welches für intensive Pflege, aber auch Förderangebote bekannt war. Das Seniorenheim befand sich im Wohnort der Familie und sie besuchte ihren Mann jeden Tag.

Bei Spaziergängen in der nahe gelegenen Heide entdeckte die Ehefrau, dass ihr Mann sich nach jedem Hund umsah und sich jedem Hund zuwand. Er versuchte also, Kontakt zu Hunden aufzunehmen, obwohl er sie vor seiner Erkrankung nicht mochte. Außerdem aß er jetzt jeden Tag mit höchstem Genuss eine halbe Tafel Schokolade, auch die hatte er früher nicht gemocht.

8.3 Therapieberichte

Bei Annahme in die Hundetherapie zeigte der Patient folgende Einschränkungen:

- Hemiparese rechts
- Tonusstörungen des gesamten Körpers, dadurch Einschränkungen vor allem in der linken Peripherie
- Sprach- und Sprechstörungen
- Schluckstörungen

Wir führten die hundgestützte Therapie bei diesem Patienten einmal wöchentlich durch. Daneben erhielt er noch zweimal wöchentlich Physiotherapie und einmal wöchentlich Ergotherapie.

Ziele der hundgestützten Therapie waren:

- Verbesserung der Sprache / des Sprechens
- Verbesserung der Alltagsfähigkeit durch ADL-Training mit Inhalten von Grob- und Feinmotorik

In einer Woche trainierten wir die Sprache, in der nächsten Woche widmeten wir uns dem ADL-Training. Folgend lesen Sie den Ablauf der jeweiligen Therapie:

Zu Verbesserung der Sprache und des Sprechens sollte der Patient sich bei diesem Therapieansatz aktiv mit dem Hund beschäftigen, insoweit ihm das möglich war. Er wurde animiert, mit dem Hund zu spielen, sich von ihm Kunststücke vorführen lassen oder ihn zu sich zu rufen.

Vorab und innerhalb jeder Therapie wurde dem Patienten erklärt, dass der Hund nur mit ihm kommunizieren kann, wenn er seine Aufforderung klar erfasst, da der Hund den Inhalt der Worte nicht versteht und sich folgedessen lediglich an der Betonung und der Klarheit der Worte orientieren kann (Siehe Kapitel 2.3 Stimm- und sprechzentrierte Maßnahmen).

Für die ersten Übungen saß der Patient im Rollstuhl und der Hund befand sich einige Meter vor ihm im Sichtfeld. Der Patient wurde nun animiert, den Hund zu sich zu rufen, um mit ihm in Kontakt treten zu können. In diesen ersten Therapieeinheiten erlernte der Patient den Namen des Hundes und übte, diesen klar zu formulieren und deutlich auszusprechen. Er zeigte dabei eine enorme Willensstärke, die Liebe zum Hund war ihm deutlich anzusehen und setzte wortwörtlich ungeahnte Kräfte frei. Zu Beginn kam der Hund auch bei kleinen Fehlern zum Patienten, im Therapieverlauf wurde der Anspruch aber erhöht.

Denken Sie bitte auch an solche Übungen, wenn Sie ihrem Therapiehund einen Namen gaben. Er darf nicht zu schwer auszusprechen sein.

In den nächsten Sprechübungen spielten wir mit dem Hund Ball. Der Patient musste lernen, das Kommando »Bring den Ball« und »Aus« klar zu sprechen, damit er mit dem Hund agieren kann.

Anschließend wurde der Patient gebeten, die Beschaffenheit des Hundefells zu beschreiben. Dabei musste er Worte wie »kurz, warm, weich, seidig, samtig« finden und formulieren.

Im Therapieverlauf hatte der Patient zum Hund ein enormes Vertrauensverhältnis und eine tiefe Freundschaft aufgebaut, so dass sich der Patient nach einigen Therapieeinheiten immer nach dem Wohlbefinden und

Neuigkeiten des Hundes erkundigen wollte. Auch diese Erkundigungen wurden in den Therapieverlauf mit einbezogen. Der Patient musste Fragen formulieren, wie:

»Wie geht es dem Hund heute?«
»War der Hund letzte Woche noch baden?«
»Wie geht es der verletzten Pfote?«

In den Therapieprozess wurden also auch alle äußeren Umstände mit einbezogen. Denken Sie diesbezüglich bitte noch einmal an die Bedeutung der Sprache für den Menschen (Kapitel 2.1). Folglich können Sie in einen solchen Therapieverlauf alle Begebenheiten einbauen, da sich der Mensch zum größten Teil über seine Sprache definiert.

Der Patient zeigte im Therapieinhalt Sprache / Sprechen solch enorme Fortschritte, dass der behandelnde Arzt eine intensive logopädische Mit- und Weiterbehandlung verschrieb. Der Patient bekam anschließend einmal wöchentlich Logopädie und konnte die durch den Hund gewonnenen Ansätze zum Sprechen auch auf andere Lebensbereiche übertragen.

In diesem Falle hat sich die Zusammenarbeit in einem interdisziplinären Team als äußerst gewinnbringend erwiesen. Trotz des späten Therapiebeginns drei Jahre nach der Erkrankung konnten wir im Team enorme Fortschritte erzielen, so dass der Patient schon zwei Jahren nach Behandlungsbeginn seine Sprache vollständig wiedergefunden hatte.

Zur Verbesserung der Alltagsfähigkeit wurde hundgestütztes ADL-Training durchgeführt. Der Hund begrüßte den Patienten und gab ihm dabei die Pfote, der Betroffene reichte dem Hund die Hand, um die Pfote festzuhalten und den Hund seinerseits zu begrüßen. In diesem Falle reichte der Patient die linke Hand, die nicht von der Hemiparese betroffen war.

Der Hund bettelte anschließend um ein Leckerli. Der Patient griff mit der linken Hand in eine Dose, die er zuvor öffnen musste. In der Dose befanden sich die Leckerlis.

Der Hund begleitete den Patienten während der Therapieeinheit. Zwischenzeitlich mochte er gerne gestreichelt werden und animierte den Patienten dazu. Der Betroffene musste sich vornüberbeugen, um den Hund berühren zu können und kraulte den Hund. Dabei wollte er dem Hund Gutes tun und bemühte sich unbewusst um die Feinmotorik seiner Hand.

Aufgrund der herabgesetzten Vigilanz des Patienten, der häufigen Müdigkeit und der schnellen Erschöpfung konnten nicht alle Möglichkeiten des hundgestützten ADL-Trainings ausgeschöpft werden. Denken Sie daran: Der Patient steht immer im Mittelpunkt der Behandlung und dirigiert Schnelligkeit und Komplexität der Inhalte!

In dieser ergotherapeutischen Behandlungsmethode arbeitet der Patient grundlegend alleine. Der Therapeut gibt dem Patienten Hilfe und Stütze, ohne sich zu sehr in das Geschehen einzumischen. Denn je mehr der Therapeut helfen will, desto mehr hat der Patient das Gefühl, behandelt zu werden, und gerade das wollen wir in der tiergestützten Therapie ja umgehen.

Im Bereich der Alltagsfähigkeit konnten zwar kleinere, aber nicht so deutliche Fortschritte wie im logopädischen Training erzielt werden. Grund dafür waren einsetzende Spastiken in der linken Peripherie. Der Patient ließ sich trotzdem über den Hund motivieren und arbeitete gut mit. Die Ergotherapie berichtete fortan von weniger Unmut und gesteigerter Leistungsbereitschaft.

8.4 Zusammenfassung der Arbeit des Hundes

Beim Apoplex arbeitet der Hund teilweise aktiv, teilweise auch passiv.

Aktive Aufgaben waren:

- Spielen mit dem Ball, Bringen des Balls
- Kommen zum Patienten auf Kommando
- Ausschließlich aktive Arbeit beim ADL-Training

Passive Aufgaben waren:

- Gewähren des Körperkontaktes zum Streicheln und zur Animation
- Warten auf seinen Namen, um zum Patienten zu kommen

Die aktive Arbeit des Hundes erklärt sich durch die nötige Animation für den Patienten. Die passive Arbeit des Hundes ist aber nicht weniger wichtig: der passive Hund gewährt Erfolgserlebnisse: das Spüren des Fells, des warmen Hundekörpers, das Gefühl der Teilhabe! Ohne diese positiven Erlebnisse können Sie ihren Patienten kaum zur Mitarbeit bewegen … der Vorteil von uns Hundetherapeuten!

9. Qualitätsmanagement und Dokumentation

9.1 Qualitätsmanagement in der hundgestützten Therapie

Arztpraxen, Seniorenwohnheime und Krankenhäuser lassen sich immer häufiger zertifizieren und präsentieren sich mit Gütesiegeln in der Öffentlichkeit. Auch für Physiotherapiepraxen rückt diese Überlegung immer mehr in den Mittelpunkt, nicht nur auf Grund der maßgeblichen Rolle im Wettbewerb miteinander. Schon seit 2002 hält der Gesetzgeber die Leistungserbringer im Gesundheitswesen zur Qualitätssicherung an, so heißt es im § 135a des SGB V, das »… eine Verpflichtung zur Qualitätssicherung besteht«.

Es sollte unser aller Anliegen sein, die Qualität unserer Arbeit auf höchstem Niveau zu sichern, deshalb sollten wir auch in der hundgestützten Therapie nicht am Qualitätsmanagement und der Dokumentation sparen.

Qualitätsmanagement ist der übergeordnete Begriff für alle Maßnahmen in einem Unternehmen (also auch in einer hundetherapeutischen Praxis) die dazu dienen, Qualität zu schaffen und zu sichern. Grundlegend wichtig ist es, Ziele zu definieren, Aufbau- und Ablauforganisation festzulegen und Ergebnisse zu prüfen. Nach der Prüfung der Ergebnisse kann das Vorgehen entweder verbessert werden oder Folgeaktivitäten können geplant werden. Es entsteht ein sogenannter Deming-Zyklus, benannt nach dem amerikanischen Physiker und Statistiker William Edwards Deming (1900-1993), welcher aus vier hauptsächlichen Phasen besteht: (siehe Seite 79 Grafik »Scrap«) Karn G. Bulsuk (http://karnbulsuk.blogspot.com)

Alle Ansätze zum Qualitätsmanagement fordern von uns als Hundetherapeuten:

- Definition unseres Unternehmens
- Definition übergeordneter Ziele (Wirtschaftlichkeit, Zufriedenheit der Patienten und deren Angehörigen)
- Definition untergeordneter Ziele (fachliches Niveau, organisatorische Prinzipien, Belastungsgrenze der eingesetzten Hunde)

Im konkreten, aber vereinfachten Beispiel hieße das: Wir haben uns über und mit unserem hundgestützten Unternehmen in der Behandlung von vor allem apallischen Patienten definiert. Unser übergeordnetes Ziel ist das Erreichen auch kleinster Fortschritte beziehungsweise zumindest der Stagnation des Ist-Zustandes der apallischen Patienten. Außerdem möchten wir auch den Zuspruch und die Zufriedenheit der Betreuer / Lebensgefährten / Eltern gewährleisten, indem wir regelmäßig informieren und uns austauschen.

Unser Unternehmen muss aber auch wirtschaftlich sein, damit wir dessen weiteres Bestehen oder anstehende Fachweiterbildungen gewähren können. Unser untergeordnetes Ziel muss deshalb unsere fachliche Qualifikation im Bereich des Wachkomas sein, sowie gleichermaßen die fachliche Qualifikation und Belastbarkeit des Hundes. Denn nur wenn wir über genügend Hintergrundwissen verfügen und unsere eigene sowie die Belastbarkeit des Hundes einschätzen können, können wir auch für das Gelingen und die Fortführung der Therapien garantieren.

Sie werden bemerken, dass das Qualitätsmanagement von herausragender Bedeutung sowohl für Ihr Unternehmen als auch für Sie selbst ist! Während der Durchführung der Therapien, während des Austauschs mit Fachpersonal und während des Trainings mit unserem Hund kommen uns einige Ideen und neue mögliche Interventionen in den Sinn. Damit Sie und Ihr Unternehmen sich aber weiterentwickeln können und zu einem festen Baustein werden, lege ich jedem ans Herz, sich mit dem Qualitätsmanagement seiner Firma intensiv auseinanderzusetzen.

Ein wichtiges Feld innerhalb des Qualitätsmanagements ist die Dokumentation.

Auch die hundgestützte Therapie sollte in Bezug auf Qualitätssicherung, Abrechnung der erbrachten Leistung und Art der erbrachten Leistung an übergeordnete Gesetze und Richtlinien gebunden sein (wie es zum Beispiel Ergotherapeuten, Logopäden oder Physiotherapeuten bereits sind). Da dies aber noch nicht der Fall ist, möchte ich unbedingt hervorheben:

Die Behandlungsdokumentation ist ein Teil der medizinischen Krankengeschichte und muss deshalb sachlich, logisch, vollständig und zeitnah geschehen. Folgende Informationen sollten unbedingt dokumentiert werden:

- Ärztliche Befunderhebung mit Angabe der Indikation (bestehend aus Diagnose und Leitsymptomatik)
- Ziele der hundgestützten Therapie
- Ergebnis der hundgestützten Befunderhebung
- Erbrachte Leistung (je Behandlungseinheit und je Quartal)
- Soll-Ist Vergleich der Therapieziele, Bewertung, Korrekturmaßnahmen, Evaluation
- Informationen über Zusammenarbeit mit Patient und im Team
- Reaktionen des Patienten auf die Behandlung, Besonderheiten
- Maßnahmen zu Sicherheitsvorkehrungen, Kontakte zu anderen komplementären Einrichtungen (Ärzte, andere Therapeuten)
- Besprechungen mit Angehörigen und sonstigen Kontaktpersonen
- Inhaltliche Mitteilung an Betreuer oder zuständige Behörden bezüglich der Therapiegestaltung

Beachten Sie bitte, dass die Dokumentation beziehungsweise deren Fehlen auch rechtliche Konsequenzen hat. So beinhaltet zum Beispiel der § 280 BGB den »Schadensersatz wegen Pflichtverletzung«: »Verletzt der Schuldner eine Pflicht aus dem Schuldverhältnis, so kann der Gläubiger Ersatz des hierdurch entstehenden Schadens verlangen. Dies gilt nicht, wenn der Schuldner die Pflichtverletzung nicht zu vertreten hat.« (BGB 2002).

Die Dokumentation bietet also den rechtsgültigen Beweis für die Art und Qualität der Behandlung, die der Patient erhalten hat. Die Bedeutung, die vor Gericht der medizinischen Krankengeschichte, der Therapieplanung, der Koordination und Dokumentation von Behandlung beigemessen wird, kann nicht hoch genug eingeschätzt werden.

In Fällen von Körperverletzung und bei Haftungsfragen richtet sich zum Beispiel der Hauptteil der Untersuchung auf die Dokumentation und die Krankengeschichte des Patienten.

Es gibt zwei Regeln und es wäre mir ein Bedürfnis, dass Sie beide verinnerlichen:

»Nicht aufgeschrieben heißt nicht stattgefunden!«
und
»Wer schreibt, der bleibt!«

Bedenken Sie bitte, unabhängig von Ihrem eigenen Maßstab an Qualität: Mangelhafte Dokumentation einer Therapie kann vor Gericht als nicht erbrachte Leistung definiert werden. Es sollte also in unser aller Interesse sein, unser Berufsethos zu wahren und fachgerecht zu behandeln und zu dokumentieren!

9.2 Persönlicher Hintergrund

Wie Sie bereits wissen, ist die hundgestützte Therapie kein staatlich anerkanntes Berufsfeld und wird auch nicht von den Krankenkassen gefördert. Viele Organisationen kämpfen aber um die Anerkennung der hundgestützten Therapie. Damit wir – wie übrigens auch die noch nicht lange geförderte Ergotherapie – unseren rechtlichen Zuspruch bekommen und unsere Arbeit als Heilmittel definieren können, müssen wir uns auch dementsprechend präsentieren. Wenn wir also als anerkannte Heilmittelerbringer arbeiten wollen, dann müssen wir vorab zeigen, dass wir dazu auch fähig sind. Dazu gehören zum Beispiel die Dokumentation und die Qualität unseres Unternehmens. Es gibt also mindestens drei Gründe, die Sie veranlassen sollten, das entsprechende Qualitätsmanagement zu erarbeiten:

- Präsentation des Unternehmens für die zukünftige Möglichkeit der staatlichen Anerkennung

- Schaffen einer sicheren und qualitativ hochwertigen Basis für die Behandlung der Patienten

- Schaffen einer qualitativ hochwertigen Arbeit für Ihr eigenes Gewissen

Als Vorlage für Ihre Berichterstattung habe ich Ihnen eine Dokumentationsvorlage vorbereitet, die an der standardisierten physiotherapeutischen HOPE Erfassung angelehnt ist und unter anderem von der Deutschen Gesellschaft für Palliativmedizin gestützt wird. Die Dokumentationsvorlage bietet alle wesentlichen, zu erläuternden Inhalte und ist ausschließlich auf die hundgestützte Therapie ausgelegt. Außerdem haben Sie die Möglichkeit, genauere Erklärungen und Inhalte zu vervollständigen.

*9.3 Dokumentationsvorlage

HHH © 2010 hundgestützte Therapie Hu
Patientennummer:_____

Bitte Anwendungszeitraum dokumentieren (z. B. Januar bis Juni)

Beginn: ☐☐ ☐☐ ☐☐☐☐   Ende: ☐☐ ☐☐ ☐☐☐☐

Ziele sind z. B.: Linderung oder (temporäre) Verbesserung z. B. der Körper- und Muskelentspannung, der Schmerzen, Toiletten- und Stuhlgang, bewusstes Essen, verbesserte Atmung, Orientierung im Raum, Stabilität und Flexibilität, Kraft, …
(= realistische Zieldefinition des verbliebenen körperlichen Aktionsradius)

Hu1. Ziele

Primärziel 1:

Ziel 2:

Ziel 3:

Hu2. Indikation

1. Dyspnoe ☐

2. Schmerzen ☐

3. Bettlägerigkeit, Immobilität ☐

4. Wahrnehmungsstörungen ☐

5. Tonusstörung, Parese, Plegie ☐

6. Sprach-/Sprechstörung ☐

*Dieses Dokument finden Sie zum Herunterladen auf unserer Homepage unter:
www.kynos-verlag.de/HundeHelfenHeilen-Formular.pdf

7. Schluckstörung ☐

8. Eingeschränke, verzögerte Reaktionen ☐

9. kognitive Störungen ☐

10. Andere: ☐

Hu3. Ziele erreicht?

Ziel 1:   Ja ☐   Nein ☐   Temporär ☐

Ziel 2:   Ja ☐   Nein ☐   Temporär ☐

Ziel 3:   Ja ☐   Nein ☐   Temporär ☐

Kommentar:

Hu4. Positive Merkmale bei Behandlung   **Negative Merkmale**

Hu5. Therapieverfahren zur Zielerreichung   **genaue Beschreibung des Verfahrens**

1. Krankengymnastische Techniken ☐

2. Atemtherapie ☐

3. ADL Training ☐

4. Konzentrationstraining ☐

5. Gedächtnistraining ☐

6. Entspannungsverfahren ☐

7. Biografiearbeit ☐

8. Wahrnehmungsförderung ☐

9. Angehörige aktiv in Patientenbehandlung einbezogen ☐
   Wie:

10. Weitere therapeutische Verfahren ☐
    Welche:

Hu6: Zusammenarbeit im Team   … mit dem Patienten

Zusammenarbeit im Team   Positiv ☐   Negativ ☐

Feedback des Patienten   Positiv ☐   Negativ ☐

Geplante Therapie durchgeführt?   Ja ☐   Nein ☐
Warum nicht:

Mitarbeit des Patienten   Ja ☐   Nein ☐
Warum nicht:

Übungen selbstständig weiter?   Ja ☐   Nein ☐

Hu7. Momentaner Befund unter Beachtung des Therapiezieles:

Hu8. Prognostische Einschätzung, Vorschlag zum weiteren Therapieverlauf:

10. Spiegelbilder

Anstelle der üblichen Danksagungen möchte ich mich in einem der letzten Kapitel mit etwas anderem an Sie wenden. Philip Pullman hat in seinen Büchern »His Dark Materials« zum Ende geschrieben: »Manchmal hat ein Autor die Möglichkeit, zu einer Geschichte zurückzukehren und mit ihr zu spielen – nicht um sie für ein anderes Medium zu bearbeiten (das sollte er manchmal lieber nicht) und auch nicht, um sie zu überarbeiten oder zu verbessern (die Versuchung mag groß sein, aber es ist zu spät: Vor der Veröffentlichung wäre dazu Zeit gewesen, jetzt geht es um neue Bücher, nicht um alte), sondern einfach nur, um mit ihr zu spielen. Jede Erzählung enthält Lücken: Orte, über die nichts gesagt wird, obwohl dort Dinge geschehen und Personen sprechen und handeln und ihr Leben leben. Es hat Spaß gemacht, einige dieser Lücken aufzusuchen und ein wenig darüber zu spekulieren, was dort zu sehen sein könnte.«

Liebe Leser, während des Schreibens kamen mir so viele beispielhafte Gegebenheiten und Äußerungen von allen Beteiligten in den Sinn, dass es unmöglich gewesen wäre, sie an Ort und Stelle als Beispiel mit einzufügen. Wichtig ist auch nur eines:

Der Patient wird Ihnen immer ein Spiegel sein und Ihre Arbeit wird sich immer im Patienten widerspiegeln.

Deshalb erlauben Sie mir, Ihnen an letzter Stelle einige Spiegelbilder zu geben. Dabei ist es unwichtig, an welcher Stelle diese Spiegelbilder erscheinen oder wie sie geordnet sind. Es ist auch unwichtig, ob sie lustig, traurig oder nachdenklich sind. Ich möchte Sie nur dazu einladen zu erkennen, dass sich das Leben und alle Ihre Handlungen immer widerspiegeln:

In einer Therapieeinheit liegt der männliche Hund auf dem Sofa zwischen zwei alten Damen. Als Therapeutin lockere ich die Situation auf und sage: »Sehen Sie, dem geht es gut zwischen Ihnen.« Daraufhin die eine betagte, stark demenzerkrankte Dame: »Typisch Mann, eine Frau von vorne und eine von hinten.« Die andere alte Dame errötet stark und wendet sich ab.

In einem Aufklärungsgespräch über die infauste Prognose des Ehemannes, in dem Arzt, Ehefrau und achtjährige Tochter anwesend sind, sagt der Arzt zu den anderen Beteiligten: »Was wollen Sie denn, irgendwann sterben sie eh alle an Lungenentzündung.«

Nach einer zweistündigen Begleitung einer seit sechs Jahren bettlägerigen Patientin im letzten Stadium der Demenz schließt sie die Augen, atmet tief durch und schläft ein. Dabei ist ihre Hand fest um den Hund geschlossen.

In einer Kurzzeitpflege besuche ich eine sterbende Frau. Auf die Frage, wie sich das Fell des Hundes anfühlt, antwortet sie klar und deutlich: »Wie ein Traum, wie Samt und Seide. Einfach traumhaft.« Von dem Besuch wurde Fotos gemacht. Als ihr die Fotos übergeben werden sollten, war die Frau schon verstorben.

Ein 19-jähriger apallischer Patient beginnt während der Hundetherapie erstmals seit zwei Jahren zu reden: »Ich will nicht mehr, ich will nicht mehr so sein.«

Ein Patient hat am Behandlungstag eine stark erhöhte Vigilanz. Es wäre möglich, Dinge zu üben, von denen wir sonst nur träumen können. Es gibt nur einen Haken: Der Patient riecht extrem nach Stuhlgang, mir treibt es die Tränen in die Augen. Wofür entscheide ich mich? Für den Abbruch der Therapie oder trotz des starken Geruchs für eine Therapie? Ich habe mich für die Therapie entschieden, die wunderbar verlaufen ist und in der wir viel erreicht haben. Trotzdem musste ich unmittelbar nach der Behandlung duschen gehen …

Mein Hund hat sich zehn Minuten vor Therapiebeginn in einem frischen Kuhfladen gesielt. Er sah so glücklich aus wie noch nie in seinem Leben, meine Mimik hat eine andere Geschichte erzählt …

Ein sonst unerreichbarer, depressiver und in sich gekehrter Patient lächelt. Er seufzt und lächelt. Eine der schönsten Danksagungen an unsere Arbeit!

Eine alte Dame öffnet sich dem Hund: »Gott sei Dank werden die Alten aus der Gesellschaft gebracht. Sie werden aus der Öffentlichkeit weggeräumt damit sie keiner mehr sehen muss.«

11. Über die Autorin

Maria Störr lebt mit ihrem Mann, ihrem Sohn und ihren zwei Hunden in Dresden. Die diplomierte Tiertherapeutin arbeitet in Rehabilitationskliniken, Psychiatrien, Seniorenwohnheimen und Heimen für Menschen mit geistiger Behinderung. Außerdem ist sie Dozentin und vertritt das Feld der tiergestützten Therapie auf diversen Kongressen, immer mit dem Ziel, die Arbeit professionell und anschaulich zu vertreten. Durch ihre intensive Zusammenarbeit mit anderen Fachgebieten sowie durch ihre persönlichen Erfahrungen und Recherchen hat sie ein praxisnahes Buch mit detaillierten Erläuterungen erstellen können – eine Anleitung für Fachkollegen mit realen Beispielen.

12. Quellenangaben und Literaturhinweise

Antonovsky, Aaron: Salutogenese, Zur Entmystifizierung der Gesundheit, dgvt-Verlag, 1997
Barnes, M.A.: Reading after closed head injury in childhood: Effects on accuracy, fluency and comprehension. Developmental Neuropsychology, 1999
Edelman, Gerald: Das Licht des Geistes, Wie Bewusstsein entsteht, Rowohlt-Taschenbuch-Verlag, 2007
Eibl-Eibesfeldt, Irenäus: Krieg und Frieden aus Sicht der Verhaltensforschung, Piper, 1997
Foreman, N.: Locomotion, active choice and spatial memory in children, The Journal of General Psychology, 1990
Giernalczyk, Thomas: Zur Therapie der Persönlichkeitsstörung, dgtv-Verlag, 1999
Götze, Renate und Höfer, Benita: AOT, Alltagsorientierte Therapie bei Patienten mit erworbener Hirnschädigung, Thieme, 1999
Grandin, Temple: Ich sehe die Welt wie ein frohes Tier, Eine Autistin entdeckt die Sprache der Tiere, Ullstein, 2006
Kisner, Carolyn und Colby, Lynn Allen: Vom Griff zur Behandlung, Thieme, 2000
Kleinpeter, U.: Langzeitverläufe nach Schädel-Hirn-Trauma im Kindesalter, Aktuelle Neuropädiatrie, 1992
Lehnung, Maria M.: Die Entwicklung räumlicher Repräsentationen bei Kindern im Vorschul- und Schulalter und ihre Beeinträchtigung durch Schädel-Hirn-Traumata, Herbert Utz Verlag, 2000
McConnell, Patricia B.: Das andere Ende der Leine, Was unseren Umgang mit Hunden bestimmt, Kynos, 2007, 8. Auflage
McConnell, Patricia B.: Liebst Du mich auch? Die Gefühlswelt bei Hund und Mensch, Kynos, 2007
Michels, Hans-Peter: Chronisch kranke Kinder und Jugendliche, dgtv-Verlag, 1996
Münch, Gabriele: Die manuelle Stimmtherapie (MST), Schulz-Kirchner Verlag, 2003
Myers, David G.: Psychologie, Springer, 2005
Nusser-Müller-Busch, Ricki: Die Therapie des Facio-Oralen Trakts, Springer, 2007
Piaget, J.: Der Aufbau der Wirklichkeit beim Kinde, Ernst Klett Verlag, 1975
Ratey, John J.: Das menschliche Gehirn, eine Gebrauchsanweisung, Piper, 2003
Röger-Lakenbrink, Inge: Das Therapiehundeteam, Kynos, 2008, 3. Auflage
Scheepers, Clara und Steding-Albrecht, Ute und Jehn, Peter: Ergotherapie, vom Behandeln zum Handeln, Thieme, 2000
Schilling, F. und Kiphard, E.J.: Körperkoordinationstest für Kinder, Weinheim Beltz Verlag, 1974
Steinbach, Anita und Donis, Johann: Langzeitbetreuung Wachkoma, eine Herausforderung für Betreuende und pflegende Angehörige, Springer, 2004
Zimen, Erik: Der Wolf, Verhalten, Ökologie, Mythos, Kosmos, 2003

13. Index

Adipositas 20
ADL Training 39, 44, 108 ff., 115, 130, 132 ff.
Alkoholabusus 20
Altersbedingter Abbau 20
Alzheimer, s. a. Demenz 100
Amputation 20
Aneurysma 20, 128
Anfallsleiden 20
Angiom 20
Animation durch Lagerungswechsel 115
Anoxischer Hirnschaden 69
Apallische Kinder 100
Apallisches Syndrom 20, 68 ff.
Aphasie 24 f.
Apoplex 20, 56, 61, 127, 134
Artikulation 24, 30
Asperger-Syndrom 20, 48
Atemmuskulatur 43
Atemrhythmus 65
Atemtechnik 65
Atmung 26 ff., 38, 42, 52, 65, 98, 120 ff.
Ausdauer steigern 55, 59
Autismus 20, 48 ff.

Beatmungsmaschine 42
Beatmungspause 35, 42 f.
Behandlungsdokumentation 137
Behinderung, geistige 20
Belastbarkeit steigern, kardiovaskuläre 59
Bewegungsabläufe 28
Bewegungsmuster, physiologische 28
Biografiearbeit 17, 106
Blickfixation 38, 72, 74, 83, 86 f., 99
Bobath-Konzept 39
Bobath-Liege 40, 54, 63, 125

Defizite, sensorische 29
Dehnung 120
Demenz 17, 32, 100 ff., 110
Demenz-Erkrankungen 20, 115
Demenzkranke 46, 48, 59, 125, 144
Deming-Zyklus 135
Dokumentation 137
Dokumentationssystem 22

Einrichtungen der Altenhilfe 21
Entspannung 64, 120
Entspannungsfähigkeit fördern 55
Enzephalitis 68
Epilepsie 36, 116 f.
Epilepsie, infantile 125
Ergotherapie 17, 21, 33, 34 ff., 54, 62, 73, 119, 130
Erkenntnisbrücken 47
Erkrankungen, gerontopsychiatrische 20
Erkrankungen, innere 52

Erkrankungen, neurologische 20, 52
Erkrankungen, phoniatrische 23 f., 27
Erkrankungen, psychische 34
Extero- und Enterozeptoren 18, 36, 40
Exterozeptoren 40 f.

Feinmotorik 18, 35, 44 f., 55, 130, 133
Feldenkraismethode 39
Flexibilität steigern 61
Frühkindliche Hirnschädigung 20, 36, 52, 56, 116 ff.

Gedächtnistraining 46 f., 110 f., 115
Gehirnquellen, Frequenz der 19
Geriatrie 35, 46, 52, 109
Gesundheitsamt 22
Gewichtsverlagerung 26, 84, 98
Gleiten des Hundes 26, 28, 87
Gruppentherapie 19, 21
Gymnastikrolle 122

Haftungsfragen 138
Haltung 28
Häusliches Umfeld 20
Heilmittel, Anerkennung als 17
Hemianopsie 117 f., 128
Hemiparese 61, 130
Herzinfarkt 52
Hinauf- und Hinabgleiten 28, 98
Hinaufgleiten des Hundes 28, 98
Hirnblutung 20, 24, 117, 127 f.
Hirninfarkt, ischämischer 127 f.
Hirnphysiologische Dysfunktionen 40
Hirnschädigung, erworbene 20
Hirnschädigung, frühkindliche 20, 36
Hirntumore 68
HOPE Erfassung 139
Hospize 20
Hund, passiver 26, 37 f., 134
Hygienemanagement 22
Hygienische Standards 22
Hypertonie 118, 128
Hypoxie 68
Hypoxische Hirnschädigung 20

Infektionsschutzgesetz 22
Johnstone-Konzept 39, 83

Kinderhospize 20
Kontrakturprophylaxe 73 ff., 87, 97, 99, 110 ff., 115
Koordination 39
Kopf-Rumpf-Kontrolle 87
Kopf-Rumpf-Stabilität 120, 123
Körpereigenwahrnehmung 75, 115
Körperverletzung 138
Kraft trainieren 55
Krafttraining 56

Lageveränderung 99
Lauftraining 106, 115
Logopädie 16, 23 ff., 26, 35, 37, 39, 54, 128
Maßnahmen, emontionszentrierte 27, 29
Maßnahmen, interaktionszentrierte 27, 31
Maßnahmen, körperzentrierte 27
Maßnahmen, sprechzentrierte 27
Maßnahmen, stimmzentrierte 27, 30
Maßnahmen, wahrnehmungszentrierte 27
Meningitis 68
Milieutherapie 17
Missbrauchs- und Abhängigkeitsverhalten 20
Mobilität fördern 55, 75
Mobilität steigern 61
Motorik, Training der 54
Multimorbidität 35
Multiple Sklerose 20
Musik- und Kunsttherapie 17
Muskelatrophie 56
Muskeltonus 41

Near SIDS 20
Neurologie 35, 42, 56
Oberkörper, Aufrichtung des 125

Orientierung, räumliche 38
Orthopädie 35, 44
Osteoporose 56
Oxytocinspiegel 19, 43
Pädiatrie 34 f., 40, 83 f., 112

Palliative Care 20
Palliativversorgung 63
Parkinson-Krankheit 52
Persönlichkeitsstörung 48
Pflegedokumentationssystem 21
Phonationsimpulse 29
17, 23, 35, 39, 43, 51 ff., 73
Physische Wirkung von Therapiehunden 18
Polytrauma 20
Posttraumatisches Belastungssyndrom 20
Propriozeption 98, 99, 115
Propriozeptive neuromuskuläre Fazilitation 39
Psychiatrie 20, 35, 48

Qualitätsentwicklung 21
Qualitätsmanagement 135 ff.
Qualitätssicherung 136

Rahmenhygieneplan 22
Rahmeninformationen 71
Rehabilitation nach Unfällen 52
Rehabilitationskliniken 20
Reize, physikalische 51
Resonanz 30
Rheumatologie 35, 44
Richtlinien für die Arbeit in Institutionen, Rahmenbedingungen 21
Schädelhirntrauma 20, 24, 68
Schadensersatz wegen Pflichtverletzung 138

Schizophrenie 20, 35
Schlaganfall 24, 52, 68, 127 ff.
Schlaganfall, Symptome des 128
Schluckstörung 23, 73
Schlucktherapie 23, 35
Schwerst- und Mehrfachbehinderungen 20
Selbst- und fremdverletzendes Verhalten 20
Senioren- und Pflegeheime 20
Sensorische Deprivation 38
Sinnesreize 29
Soziale Interaktion 49
Spastik 18, 56, 72, 112
Spastiken mit Spitzfußstellung 117
Spastische Tetraparese 69
Sprache, Förderung der 115
Sprache, Verbesserung der 130
Sprachstörung, s. Aphasie 24
Sprechen 23
Sprechstimmlage 30
Sprechstörung 23
Sprechtherapie 23
Stabilisierung der proximalen Körperabschnitte 63
Stabilität sichern 55
Stehtraining 115
Sterbe- und Trauerbegleitung 20
Stimm- und sprachzentrierte Maßnahmen 131
Stimmtherapie 23
Störungen der geistigen Entwicklung 117
Störungen der Wahrnehmungsfähigkeit 34
Störungen des Bewegungsablaufes 34
Stützfunktion 123

Tapping 26, 28, 89 f., 98
Tetraplegie 69
Therapieberichte 72 ff.
Therapiehund, Ausbildung 15 f.
Therapiehund, Begriffsdefinition 15 f.
Therapien, nichtmedikamentöse 17
Therapieziele 71, 73, 105, 137
Tonus 28
Tonusnormalisierung 36, 52, 75, 115
Tonusregulation 36, 120
Traumatologie 35, 44

Übung zur Stabilisation 65

Vermittler, Hund als 32
Wachkoma 35, 68, 138
Wachkomapatient 35
Wahrnehmung, propriozeptive 26
Wahrnehmung, taktile 26, 30
Wahrnehmungsstörungen 117

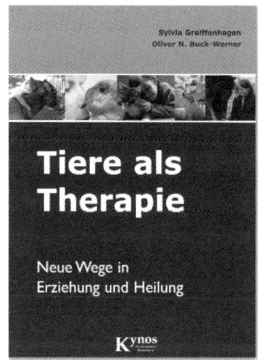

Sylvia Greiffenhagen
Oliver N. Buck-Werner
Tiere als Therapie
Neue Wege in Erziehung und Heilung

Das Grundlagenwerk zum Thema, das Standards gesetzt hat. Lebendige Beispiele berichten, wie Tiere helfen können, das Leben zu bewältigen: Bei Schulangst und Autismus, Depression und Altersdemenz, Herzkrankheiten und Sprachstörungen, Kontaktschwäche und Hyperaktivität.
Hardcover, 336 Seiten
ISBN: 978-3-933228-24-6   21,60 €(A) 36,50 CHF **21,00 €**

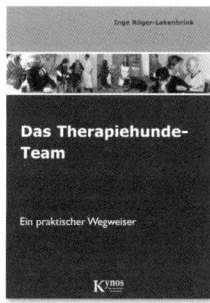

Inge Röger-Lakenbrink
Das Therapiehunde-Team
Ein praktischer Wegweiser

Ein Überblick über die Einsatzmöglichkeiten von Therapiehunden in Alten- und Kinderheimen, Hospizen oder Krankenhäusern mit zahlreichen Fallbeispielen. Bedeutung und Wege der Ausbildung für Mensch und Hund im Therapiehundeteam werden beschrieben.
Hardcover, 120 Seiten, durchgehend farbig
ISBN: 978-3-938071-20-5   20,50 €(A) 34,50 CHF **19,90 €**

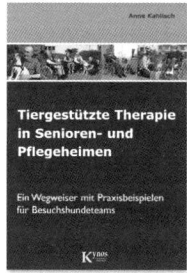

Anne Kahlisch
Tiergestützte Therapie in Senioren- und Pflegeheimen
Ein Wegweiser mit Praxisbeispielen für Besuchshundeteams

Ein Arbeitsbuch für die Praxis!
Paperback, 112 Seiten, farbig
ISBN: 978-3-933228-24-6   21,60 €(A) 36,50 CHF **21,00 €**

Unser Gesamtverzeichnis mit über 250 Titeln finden Sie unter:
Kynos Verlag Dr. Dieter Fleig GmbH
Konrad-Zuse-Straße 3 • 54552 Nerdlen/Daun
Fon 0049 (0)6592 957389-0
Fax 0049 (0)6592 957389-20
oder unter info@kynos-verlag.de
www.kynos-verlag.de